护士执业资格考试辅导教材

外科护理学

主　编　陈洪进
副主编　刘持旺　田　彬

U0316360

山东科学技术出版社

图书在版编目(CIP)数据

外科护理学 / 陈洪进主编. —济南:山东科学技术出版社,2015

ISBN 978-7-5331-7713-3

Ⅰ.①外… Ⅱ.①陈… Ⅲ.①外科学—护理学—护士—资格考试—自学参考资料 Ⅳ.①R473.6

中国版本图书馆 CIP 数据核字(2015)第 045322 号

护士执业资格考试辅导教材

外科护理学

陈洪进　主编

出版者:山东科学技术出版社
　　　　地址:济南市玉函路 16 号
　　　　邮编:250002　电话:(0531)82098088
　　　　网址:www.lkj.com.cn
　　　　电子邮件:sdkj@sdpress.com.cn
发行者:山东科学技术出版社
　　　　地址:济南市玉函路 16 号
　　　　邮编:250002　电话:(0531)82098071
印刷者:山东新华印刷厂潍坊厂
　　　　地址:潍坊市潍州路 753 号
　　　　邮编:261031　电话:(0536)2116806

开本:787mm×1092mm　1/16
印张:10
版次:2015 年 4 月第 1 版第 1 次印刷

ISBN 978-7-5331-7713-3
定价:19.80 元

前　言

为贯彻国家人事部、国家卫生计生委《关于加强卫生专业技术职务评聘工作的通知》等相关文件的精神,自 2001 年全国卫生专业初、中级技术资格以考代评工作正式实施。通过考试取得的资格代表了相应级别技术职务要求的水平与能力,并作为单位聘任相应技术职务的必要依据。

自 2003 年起,国家卫生计生委组织的护士执业考试并入卫生专业技术资格考试,凡符合护理专业报名条件的人员,均可报名参加本专业的考试。

依据《关于 2007 年度卫生专业技术资格考试工作有关问题的通知》(国人厅发【2006】151 号)文件精神,自 2008 年起,在校学习的大、中、专科护理、助产等专业的学生,临床实习满 8 个月,就有资格报考护士执业资格证的考试,毕业后即可执证工作。为了方便同学们的学习及掌握扎实的专业实践能力,学校组织了专业资深的执教团队,参照历年执业资格证考试要点,精编一套考试辅助学习教材,供同学们参考应用。

全书内容简明扼要,实用性强,学生可结合教材的学习,利用本书随时评价学习效果。本书依据 2014 年初级护士考试大纲章节顺序进行撰写,共分为二十三章,本书涉及其中十章。全书分为上、下两篇,上篇阐述了护士执业资格考试要点,下篇介绍了护士执业资格考试习题及其答案与解析。将知识有序地串联和整合,使之与临床实际的护理情境更接近,有利于培养学生分析问题和解决问题的能力。书末附录了 2014 年护士执业资格考试大纲,供同学们参考应用。

本书有以下老师分章撰写:第一、二、三、四章由田彬老师编写;第五、六、七章由陈洪进老师编写;第八、九、十章由刘持旺老师编写。

编辑出版是一项繁重而艰巨的工作任务,我们力求严谨、务实,但书中难免存在一些不足之处,敬请同学们及有关专家给以雅正。同时在此鸣谢组织、策划编辑该书的各级领导及有关专家。术中部分医疗、护理内容参考了国内相关的《外科学》和《外科护理学》等方面的教材,在此深表感谢。

编　者

目　录

上篇　护士执业资格考试要点

下篇　护士执业资格考试习题
（A1、A2、A3/A4 型试题及其答案与解析）

附录　护士执业资格考试大纲(2014 年)

上篇　护士执业资格考试要点

第一章　循环系统疾病病人的护理

第一节　下肢静脉曲张病人的护理

一、解剖与生理

下肢静脉曲张主要为浅静脉，浅静脉位于皮下，主要是大隐静脉和小隐静脉，最后汇入股静脉。

下肢深静脉位于肌肉中间与动脉伴行，下肢浅、深两组静脉之间有许多交通支，在小腿部位交通支较多，所有交通支均有静脉瓣膜向深静脉方向开放。

二、病因

下肢静脉曲张的主要病因为静脉瓣膜功能不全。根据病因、病理不同可分为原发性和继发性两大类。原发性下肢静脉曲张最多见，是因下肢浅静脉本身的病变或解剖因素所致，如先天性的静脉壁薄弱、瓣膜发育不良、长期负重使腹压增高或长时间站立工作造成下肢静脉压力增高，而使下肢静脉回流受阻等。增加下肢静脉压力的因素有：长时间站立、重体力劳动、妊娠、慢性咳嗽、习惯性便秘等。继发性下肢静脉曲张最常见的病因是下肢深静脉的病变，如下肢深静脉瓣膜功能不全或先天缺如、深静脉血栓形成或阻塞，其他继发于深静脉外的病变如盆腔内肿瘤、妊娠子宫等可压迫髂外静脉而引起下肢静脉曲张。

三、临床表现

大隐静脉曲张较多见，单独的小隐静脉曲张较少见；左下肢多见，主要表现为下肢浅静脉扩张、迂曲、隆起等，下肢沉重、乏力感。踝部可出现轻度肿胀和足靴区皮肤营养性变化：皮肤色素沉着、皮炎、湿疹、皮下脂质硬化和溃疡形成等。可继发曲张静脉的血栓性静脉炎。

四、辅助检查

下肢静脉造影检查是确切诊断下肢静脉疾病最可靠的方法。

临床常用静脉瓣膜功能试验有以下几种：

1.深静脉回流试验（波氏试验，即 Perthes 试验）：是检查深静脉是否通畅的方法。检查方法是在患侧大腿根部用一止血带阻断大隐静脉干，嘱病人连续用力踢腿或下蹲活动 10 余次，由于下肢运动，肌肉收缩，浅静脉血液经深静脉回流而使曲张静脉萎陷空虚。如深静脉不通或有倒流使静脉压力增高则曲张静脉压力不减轻，甚至反而曲张更显著。

2.浅静脉及交通支瓣膜功能试验（曲氏试验，即 Trendelenburg 试验）：是检查大隐静脉和交通静脉瓣膜功能的试验。

（1）曲氏试验Ⅰ：是检查大隐静脉瓣膜功能的试验。检查时，先让病人平卧，患肢抬高，使下肢静脉排空，在大腿根部绑扎止血带，其松紧度以阻断浅静脉血流，不阻断深静脉的血流为度，然后让病人站立，观察 30 秒，若曲张静脉再次充盈，则表明交通支静脉瓣膜功能不全;若 30 秒内静脉无充盈,松开止血带后,曲张静脉自上而下迅速充盈,提示大隐静脉瓣膜功能不全;若观察 30 秒后曲张静脉再次充盈,松开止血带后充盈加重,提示大隐静脉瓣膜及交通支瓣膜功能都不全。

五、治疗要点

1.非手术治疗:采用弹力绷带包扎或穿弹力袜,注意休息,抬高患肢,避免久站。主要用于以下情况:①病变局限:症状较轻或无症状者。②妊娠期妇女。③年老体弱或重要脏器功能不良,不能耐受手术者。

2.手术治疗:手术是治疗下肢静脉曲张根本有效的方法,凡深静脉通畅、无手术禁忌证的病人均可进行手术治疗,最常用的手术方法为大隐静脉和(或)小隐静脉高位结扎+剥脱术。

3.硬化剂注射疗法:用于手术后残留的曲张静脉治疗,或术后局部复发的病例。通常用5‰鱼肝油酸钠 1～2ml。用绷带加压包扎 3～6 周,期间避免久站,应鼓励行走。

六、护理措施

1.术前护理:①减少静脉血液淤积。坐时双膝不要交叉过久;避免长时间站立;肥胖者减轻体重;穿弹力袜或用弹性绷带包扎;不穿过紧的内裤;预防便秘、尿潴留等。避免腹内压升高。②协助医师处理静脉曲张性溃疡,预防皮肤受损。③严格备皮,备皮范围为患侧腹股沟手术备皮范围及同侧整个下肢,直达足趾。④合并下肢水肿者,术前数日抬高患肢,减轻水肿,有利于术后愈合。⑤并发小腿慢性溃疡者,术前应加强换药,局部包扎。术前 2～3 天用 70%乙醇擦拭周围皮肤,每日 1～2 次。

2.术后护理:①一般护理:抬高患肢 30°,做足背伸屈运动,以促进静脉血回流。②注意伤口有无渗血。③术后 24～48 小时,即应鼓励病人下地行走,预防血栓性静脉炎。④保持弹力绷带松紧合适,一般维持 2 周后才可拆除。⑤有慢性溃疡者,应继续换药。

七、健康教育

1.弹力绷带及弹力袜的使用及注意事项:①宽度和松紧度应适宜,松紧度以能将一个手指伸入缠绕的圈内为宜。②包扎前应使静脉排空,故以清晨起床前进行包扎为好。③包扎时应从肢体远端开始,逐渐向近心端缠绕。④包扎后应注意观察肢端的皮肤色泽、患肢肿胀情况,以判断效果。⑤根据不同疾病或手术选择包扎方法。⑥弹力袜的选择必须合乎病人腿部周径。

2.指导病人进行适当的体育锻炼,增强血管壁弹性。

3.平时应保持良好的姿势,避免久站、坐时双膝交叉过久,休息时抬高患肢。

4.保持大便通畅,控制体重。

第二节　血栓闭塞性脉管炎病人的护理

一、病因与病理

1.病因:好发于青壮年男性。病因主要与吸烟、寒冷、潮湿等外部因素和男性激素、自身免疫功能紊乱等内部因素有关。

2.病理:病变主要侵及四肢中、小动静脉,尤其是下肢的小动脉。先动脉后静脉,先远端后近端,呈节段性、非化脓性。病变早期血管内膜增厚,管腔内血栓形成,晚期血管周围广泛纤维化并有侧支循环形成。

二、临床表现

起病隐匿,进展缓慢,周期性发作。血栓闭塞性静脉炎按肢体缺血程度和表现分为局部缺血期、营养障碍期和坏死期。

1. 局部缺血期:也称早期或Ⅰ期,以血管痉挛为主,患肢动脉供血不足,出现肢端发凉、怕冷和间歇性跛行等。皮肤温度低于正常;足背静脉充盈时间延长。

2. 营养障碍期:也称中期或Ⅱ期,有明显的血管增厚及血栓形成,特征性表现为静息痛,夜间尤甚。皮肤干燥变薄、苍白,汗毛脱落和肌肉萎缩等。常有夜间肌肉抽搐。

3. 坏疽期:也称组织坏死期、晚期或Ⅲ期,患侧动脉完全闭塞,肢体远端发生干性坏疽。血栓闭塞性脉管炎坏疽期出现屈膝抱足的典型体位。

三、辅助检查

1. 一般检查:①测定跛行距离和跛行时间。②测定皮肤温度,若双侧肢体对应部位皮肤温度相差2℃以上,提示皮温降低侧动脉血流减少。③肢体抬高试验,让病人平卧,下肢抬高70°～80°,60秒后观察足部皮肤色泽变化,若出现足趾皮肤呈苍白或蜡黄色、自觉麻木疼痛为阳性,提示动脉供血不足。再让病人坐起,下肢自然下垂于床沿,正常人10秒皮肤色泽恢复正常,若超过45秒皮肤色泽不恢复或色泽不均匀,进一步提示动脉供血不足。

2. 特殊检查:B超;肢体血流图;动脉造影。

四、治疗要点

1. 非手术治疗

(1)一般处理:绝对禁烟,防止受凉、受潮和外伤。避免热疗,以免组织需氧量增加而加重症状。

(2)药物治疗:疼痛严重应用镇痛药,适当使用吗啡或哌替啶镇痛药。为预防药物成瘾,也可采用普鲁卡因股动脉内注射及腰交感神经封闭术等,以减少镇痛药物的用量。血管扩张药和抑制血小板凝聚的药物治疗、中药治疗、抗感染治疗。

(3)高压氧疗法和创面处理。

2. 手术治疗:①腰交感神经切除术,若腰交感神经封闭术效果明显,应及时行腰交感神经节切除术。②动脉重建术。③截肢术。

五、护理措施

1. 减轻焦虑:由于剧烈疼痛的折磨,病人对治疗失去信心,护士应同情、体贴病人。

2. 缓解疼痛:轻症应用血管扩张药和中药治疗,重症可用麻醉性镇痛药或神经阻滞方法止痛。

3. 改善下肢血液循环,预防组织损伤:绝对禁烟,肢体保暖,由于末梢神经对热的敏感性降低,不可使用热水袋,以避免引起烫伤。抬高下肢,保持皮肤清洁干燥,防止受损。皮肤瘙痒时可涂止痒药膏,避免用手抓挠。

4. 促进侧支循环,提高活动耐力:鼓励病人多活动,坚持每天多走路,以不出现疼痛为度。

5. 皮肤溃疡和坏死的护理:有皮肤溃疡或组织坏死时应卧床休息,保持清洁,避免受压,加强换药,遵医嘱使用抗菌药。

6. 手术护理

(1)血管造影术后应平卧,穿刺点加压包扎24小时,患肢制动6～8小时。静脉手术后抬高患肢 30°,制动1周。动脉手术后患肢应平放。

(2)术后观察:严密观察生命体征。观察肢体远端血运情况,检查双侧足背动脉搏动、皮肤温度、皮肤颜色和皮肤感觉。

六、健康教育

1.绝对戒烟,消除烟碱对血管的收缩性。

2.体位:睡觉休息时应采用头高脚低位。避免长时间维持同一姿势,坐时避免翘"二郎腿"。

3.指导病人进行肢体运动(伯格运动),以促进侧支循环建立。方法是:病人平卧,抬高患肢 45°以上,坚持 2~3 分钟,然后双足下垂床边 2~5 分钟,做背屈、跖屈和旋转运动,再将患肢平放休息 2 分钟,反复锻炼 5 次,每日数次。腿部已发生溃疡或坏死时,运动可增加组织耗氧。

4.保护患肢:注意保暖,穿合适的鞋子,不穿高跟鞋,勤换袜子,预防脚部真菌感染。

第二章 消化系统疾病病人的护理

第一节 肠梗阻病人的护理

一、病因与分类

（一）按基本病因分类

1.机械性肠梗阻:最常见,由于肠腔堵塞(如蛔虫卵、粪石等)、肠壁病变(如肿瘤)、肠管受压(如肠粘连、疝嵌顿)等原因引起肠腔变窄,肠内容物通过障碍所致。

2.动力性肠梗阻:较少见,原因是由于神经反射或毒素刺激引起肠壁肌肉功能紊乱所致。可分为麻痹性肠梗阻和痉挛性肠梗阻。

3.血供性肠梗阻:较少见,主要由于肠系膜血管受压、栓塞或血栓形成,肠管血供障碍所致。

（二）按肠壁血供有无障碍分类

1.单纯性肠梗阻:肠管无血供障碍。

2.绞窄性肠梗阻:梗阻后伴有血供障碍。

（三）按肠梗阻发生部位分类

1.高位肠梗阻:发生在空肠上段。

2.低位肠梗阻:发生在回肠末端和结肠的梗阻。

（四）按肠梗阻的程度分类

完全性肠梗阻、不完全性肠梗阻。

（五）按肠梗阻发生的快慢分类

急性肠梗阻、慢性肠梗阻。

二、病理生理

（一）局部变化

梗阻以上肠蠕动增加,肠腔积气、积液,肠管迅速膨胀,肠壁变薄,肠腔内压力不断升高,最初可致肠壁静脉回流受阻,继而动脉血运障碍,肠管缺血坏死而破溃穿孔,引起弥漫性腹膜炎。

（二）全身变化

1.水、电解质、酸碱平衡紊乱:呕吐、不能进食、肠管无法吸收分泌到肠腔内的液体,大量液体积存在肠腔和腹腔即第三间隙积液,同时也丧失大量的电解质和碱性液体,造成水、电解质、酸碱平衡紊乱。

2.细菌繁殖和毒素吸收:梗阻以上的肠管内细菌生长繁殖并产生大量毒素,细菌及其毒素渗透到腹腔内而吸收引起严重的腹膜炎和全身中毒,最终可致感染性休克。

3.呼吸和循环功能障碍:腹胀,腹内压升高,膈肌上抬,影响肺通气和肺换气;腹内压的升高也引起下腔静脉的回流障碍,体液的丧失、血液浓缩、电解质酸碱紊乱、细菌的繁殖和毒素的释放,引起循环障碍,严重的引起多系统功能衰竭。

三、临床表现

（一）症状

不同类型的肠梗阻的共性表现：腹痛、呕吐、腹胀及肛门停止排便排气。

1.腹痛：机械性肠梗阻由于梗阻以上部位的强烈蠕动，腹痛特点为阵发性绞痛，时轻时重。腹痛发作时可见肠型和蠕动波。听诊为连续高亢的肠鸣音和气过水音或金属音。绞窄性肠梗阻的腹痛缓解时间缩短，腹痛呈持续性伴阵发性加剧。

2.呕吐：高位性肠梗阻呕吐出现早，且频繁，主要为胃及十二指肠内容物。低位性肠梗阻呕吐症状出现较晚，呕吐物常伴有粪臭味。呕吐物若呈褐色或血性，提示肠管有血运障碍。麻痹性肠梗阻呕吐多为溢出性。

3.腹胀：高位性肠梗阻，腹胀不明显；低位性肠梗阻腹胀明显；麻痹性肠梗阻呈均称性全腹胀。

4.停止肛门排气排便：完全性肠梗阻肛门常无排气及排便。绞窄性肠梗阻，可排出黏液性血便。

（二）体征

单纯性肠梗阻早期多无明显全身情况的改变，梗阻晚期或绞窄性肠梗阻可出现口唇干燥、眼窝深陷，皮肤弹性减低，脉搏细速、血压下降、面色苍白、四肢发冷、少尿或无尿等脱水征、休克征。

腹部体征：视诊可见肠型和蠕动波；触诊可有轻度压痛，绞窄性肠梗阻压痛明显，有腹膜刺激征；绞窄性肠梗阻可有移动性浊音；机械性肠梗阻时肠鸣音亢进，有气过水声或金属音；麻痹性肠梗阻则肠鸣音减弱或消失。

四、辅助检查

（一）X 线检查

肠梗阻发生 4～6 小时后，腹部立位或侧卧位透视或摄片可见多个气液平面及胀气肠袢；空肠梗阻时，空肠黏膜的环形皱襞可显示鱼肋骨刺状改变；蛔虫堵塞者可见肠腔内成团的蛔虫体阴影；肠扭转时可见孤立的宽大的气液平面及突出胀大的肠袢。

（二）实验室检查

1.血常规：脱水血液浓缩时可出现血红蛋白、红细胞比容及尿比重升高。绞窄性肠梗阻多出现有白细胞计数和中性粒细胞比例的升高。

2.血气分析及血生化检查：血气分析、血清电解质、血尿素氮及肌酐检查出现异常。

3.其他：呕吐物和粪便检查见大量红细胞或潜血试验阳性时提示肠管血运障碍。

五、治疗要点

及时解除梗阻，纠正因肠梗阻引起的全身性生理紊乱。

（一）非手术治疗

主要措施有禁饮食、持续胃肠减压，输液纠正水、电解质、酸碱平衡紊乱，抗生素防治感染、支持治疗改善机体营养，严密观察病情变化。

（二）手术治疗

对非手术治疗不见好转的肠梗阻，原则是在最短的时间内、运用最简单的方法解除肠梗阻或恢复肠腔通畅，手术方法包括粘连松解术、肠切除异物取出术、肠切除吻合术、肠扭转或套叠复位术、短路吻合术和肠造口术等。

六、护理措施

（一）非手术治疗的护理

原则：坚持腹部疾病护理常规。

1.禁饮食、胃肠减压：通过胃肠减压吸出肠腔内的积气、积液，降低肠腔内的压力，改善肠壁血液循环，缓解梗阻症状。待梗阻缓解后 12 小时方可进少量流食，但忌甜食和牛奶，以免引起肠胀气，48 小时后可试进半流食。

2.纠正水、电解质及酸碱平衡紊乱：保证输液通畅，记录 2 小时出、入液体量，观察水、电解质失衡纠正情况等。

3.防治感染：遵医嘱应用抗生素，控制感染，减轻中毒症状。

4.解痉、止痛：单纯性肠梗阻可应用阿托品类解痉药缓解疼痛，禁用吗啡类止痛药，以免掩盖病情而延误诊断。

5.病情观察：生命体征、腹部体征、手术指征。

（二）术后处理

1.卧位：回病房后根据麻醉给予适当的卧位，麻醉清醒后，血压、脉搏平稳给予半卧位。

2.禁饮食、胃肠减压：待肛门排气，肠蠕动恢复后方可从半流质饮食逐步改为普食。

3.活动：鼓励病人早期活动，以利于肠功能恢复，防止肠粘连。

4.防治感染：遵医嘱应用抗生素。

5.病情观察：观察生命体征、伤口敷料及引流情况，及时发现手术后并发症。

七、常见的机械性肠梗阻

（一）粘连性肠梗阻

粘连性肠梗阻是肠粘连或腹腔内粘连带所致的肠梗阻。是临床上最为常见的一种类型。其病因分为先天性及后天性两种。先天性较少见，可因发育异常或胎粪性腹膜炎所致；后天性多见，常见于腹腔内手术、炎症、创伤、异物等引起，肠功能紊乱、饮食不当、剧烈活动、体位突然改变等可诱发粘连性肠梗阻的发生。一般采用非手术治疗，治疗期间严密观察病情，若症状加重或可能有绞窄发生应手术治疗。

（二）蛔虫性肠梗阻

是蛔虫聚集成团堵塞肠腔并引起肠管痉挛导致的肠梗阻，多为单纯性不完全性梗阻。多见于 3～10 岁儿童，驱虫治疗不当、肠功能紊乱常为诱因。可有吐蛔虫或便蛔虫的病史。主要表现为脐周阵发性疼痛或呕吐，腹部常扪及可以压之变形的条索状肿块，活动度大。肠鸣音亢进。腹部 X 线检查有成团的虫体阴影。主要采用非手术治疗，如非手术治疗无效或发生腹膜炎者，应手术治疗。

（三）肠扭转

肠扭转是一段肠袢沿其系膜长轴旋转而致的闭袢性肠梗阻。小肠扭转多见于青壮年，常在饱食后剧烈运动而发病。表现为突发脐周剧烈绞痛，持续性疼痛阵发性加重，腹痛常牵涉腰背痛，频繁呕吐，腹胀不对称，病人早期即可发生休克，腹部触诊可扪及压痛的胀大的肠袢，腹部 X 线检查可见孤立的宽大的气液平面或空肠和回肠换位或"假瘤征"等影像特点。因肠扭转极易发生绞窄性肠梗阻，故应及时手术治疗。

（四）肠套叠

一段肠管及其系膜套入其相连的肠腔内称为肠套叠。原发性肠套叠多见于 2 岁以内的儿童，以回肠末端套入结肠最多见。典型的临床表现是阵发性腹痛，或阵发性哭闹，伴有呕吐和果酱样黏液样血便,腹部可扪及腊肠样肿块,并有压痛。X线钡剂灌肠检查,可见到钡剂在套叠远端受阻呈"杯口状"阴影。早期可用空气或钡剂灌肠复位。如复位不成功,或病期已超过48小时,或出现肠坏死、肠穿孔的表现,应及时手术治疗。

第二节　急性阑尾炎病人的护理

一、病因病理

(一)病因

1.阑尾管腔梗阻:是阑尾炎最主要的发病原因,造成梗阻的常见原因有:①淋巴组织的增生,最常见,约占60%,多见于青年人;②粪石,约占35%;③异物、食物残渣、蛔虫、炎性狭窄、肿瘤等,较少见;④阑尾的解剖异常,如管腔细长、开口狭小、系膜短致阑尾卷曲。

2.细菌侵入:阑尾腔阻塞后,内容物排出受阻,致病细菌繁殖,引起炎症病变。

3.胃肠道疾病的影响:如急性肠炎的蔓延、胃肠功能紊乱引起食物残渣逆入阑尾腔。

(二)病理

根据急性阑尾炎发病过程可分为4种病理类型:单纯性阑尾炎、化脓性阑尾炎、坏疽性阑尾炎和阑尾周围脓肿。

二、临床表现

(一)症状

1.腹痛:多开始于上腹部或脐周,位置不固定,数小时(6～8小时)疼痛转移并固定于右下腹,为持续性疼痛伴阵发性加剧,这种转移性右下腹疼痛是急性阑尾炎的典型症状。主要由于炎症初期,病变刺激引起的痛觉经过内脏神经纤维传入到脊髓及大脑的过程中,与上腹部以及脐周的痛觉传导通路之间有突触联系,所以阑尾炎症早期病人感到上腹部或脐周围疼痛,属于牵涉痛(即内脏的病变引起体表的疼痛);随着病情的发展,炎症侵及浆膜层和壁层腹膜,壁层腹膜受躯体神经支配,故痛觉敏感,定位明显,疼痛固定于右下腹。

2.胃肠道症状:早期可有恶心、呕吐。阑尾处于盆腔位时,炎症刺激直肠和膀胱,可引起里急后重(直肠刺激征)、尿急、尿频、尿痛(膀胱刺激征)。

3.全身症状:早期体温正常或稍高,坏疽性阑尾炎或穿孔引起腹膜炎时体温可超过39℃。同时伴有全身中毒等症状;如出现畏寒、高热、黄疸应考虑发生了门静脉炎。

(二)体征

1.右下固定性压痛:是急性阑尾炎最重要的体征。常见压痛部位在麦氏点。当炎症扩散至阑尾以外时,压痛范围也随之扩大,但仍以阑尾部位压痛最明显。

2.腹膜刺激征:腹肌紧张、压痛、反跳痛,以右下腹最明显。此乃壁层腹膜受到刺激时的一种防御性反应,提示阑尾可能已化脓、坏死或即将穿孔。但小儿、老人、孕妇、肥胖等病人,此征象可能不明显。

三、辅助检查

(一)实验室检查

血白细胞计数,中性粒细胞增高,偶见尿中少量红细胞。

(二)影像学检查

B超、CT检查有助于阑尾周围脓肿的诊断。如女性病人要做B超排除卵巢脓肿、宫外孕、输尿管结石等疾病。

四、治疗要点

急性阑尾炎确诊后原则上行阑尾切除术,可防止并发症的发生。非手术治疗仅适用于早期单纯性阑尾炎或有手术禁忌证者。阑尾周围脓肿先用抗生素控制症状,一般3个月后行手术切除阑尾。

五、护理措施

(一)术前护理

1. 一般护理:急性阑尾炎病人的护理按腹部疾病护理常规进行护理。应卧床休息,取半卧位;禁饮食,以减少肠蠕动,有利于炎症局限。静脉补液维持体液平衡。应用有效抗生素控制感染。禁用吗啡或哌替啶,禁服泻药及禁止灌肠(急腹症病人的"三禁")。

2. 观察病情:观察生命体征、腹部症状和体征的变化,是否有手术指征。

3. 手术常规准备,老年病人应检查心、肺等重要脏器功能。

(二)术后护理

1. 一般护理:病人回病房后按不同的麻醉方式,安置适当体位。待血压平稳后,采取半卧位,术后1~2天禁食,静脉输液并遵医嘱使用抗生素,待肠鸣音恢复、肛门排气后进饮食。观察生命体征、腹部症状和体征,及时发现并发症。

2. 切口和引流管的护理:有腹腔引流管者应保持通畅,观察引流液的性质和量;保持伤口敷料清洁、干燥不脱落。

3. 术后并发症护理

(1)内出血:多因阑尾系膜结扎线松脱所致,常发生在术后24小时内,故手术后当天应严密观察脉搏、血压。患者如有面色苍白、脉速、血压下降等内出血表现,或是腹腔引流管有血液流出,应立即将病人平卧,静脉快速输液、输血,报告医师并做好手术止血的准备。

(2)切口感染:是术后最常见的并发症。表现为术后3~5天体温升高,切口疼痛且局部有红肿、压痛或波动感。应给予抗生素、理疗等治疗,如已化脓应拆线引流。

(3)腹腔脓肿:炎症渗液积聚于膈下、肠间、盆腔而形成。表现为术后5~7天体温升高或下降后又上升,并有腹痛、腹胀、腹部包块或排便排尿改变等,应及时和医师取得联系进行处理。

(4)肠瘘:多因阑尾残端结扎线松脱或术中误伤盲肠所致,表现为发热、腹痛、少量粪性肠内容物从腹壁伤口流出。经全身支持疗法、有效抗生素应用、局部引流,大多数病人能愈合。

六、健康指导

1. 加强营养,注意饮食卫生,避免腹部受凉,防止发生胃肠功能紊乱。

2. 鼓励病人早期床上或床下活动,促进肠蠕动恢复,防止发生肠粘连。

3. 阑尾周围脓肿患者出院后3个月,再次住院做阑尾切除手术。

第三节　腹外疝病人的护理

腹外疝是有腹腔内某一脏器或组织连同壁腹膜,经腹壁或盆壁薄弱点或孔隙,向体表突出而形成。

一、病因

腹壁强度降低和腹内压力增高是腹外疝的主要原因。

二、病理解剖

典型的腹外疝由疝囊、疝环、疝内容物和疝外被盖组成。

1. 疝环：它是疝突向体表的门户，也是腹壁薄弱区域缺损所在。又称为疝门。通常以疝门所在的部位为疝命名，如腹股沟疝、股疝、脐疝等。

2. 疝囊：疝囊是壁层腹膜经疝环向体表突出的囊状结构，是疝内容物的包囊。分为疝囊颈、疝囊体、疝囊底。疝囊颈是疝囊比较狭窄的部分，也是疝内容物出入的必经之处，其外面是疝环所在部位。

3. 疝内容物：是进入疝囊的腹内脏器或组织。以小肠为最多见，大网膜次之。

4. 疝外被盖：指在疝囊以外的各层组织。

三、临床分类

1. 易复性疝：疝内容物很容易回纳入腹腔内的疝称为易复性疝。也称为单纯性疝。

2. 难复性疝：疝内容物与疝囊壁发生粘连不能回纳或不能完全回纳腹腔，称为难复性疝。其内容物多为大网膜。腹腔后位的内脏器官，如盲肠、乙状结肠、膀胱，在疝的形成过程中随后腹膜而被下牵，滑经疝门，构成疝囊的一部分，此种疝成为滑动性疝，也属难复性疝。

3. 嵌顿性疝：腹内压突然增高时，较多疝内容物强行扩张疝囊颈而进入疝囊，随后被弹性回缩的疝环卡住，使疝内容物不能回纳，称为嵌顿性疝。

4. 绞窄性疝：嵌顿如不及时解除，疝内容物持续受压而发生严重的血运障碍甚至缺血坏死者，称为绞窄性疝。

嵌顿性疝和绞窄性疝是同一病理过程两个不同阶段，嵌顿时间较长时应考虑绞窄的可能。

四、临床表现

1. 腹股沟斜疝：多见于儿童及青壮年男性。主要的临床表现是腹股沟区有一突出肿块（又称为疝块）。肿块常在站立、行走、咳嗽或劳动时出现，多呈梨形，并可降入阴囊或大阴唇。平卧或用手向腹腔内推送时，肿块可向腹腔回纳而消失。回纳后，用手指通过阴囊皮肤深入腹股沟管浅环，可感浅环扩大，此时嘱病人咳嗽，指尖有冲击感。用手指紧压腹股沟管深环（深环的体表投影是：腹股沟韧带中点上方1横指处），让病人站立并咳嗽，疝块不再出现，但一旦移去手指，则疝块又可出现。此检查是斜疝的重要体征，以此区别直疝。

2. 腹股沟直疝：常见于老年体弱者，一般无自觉症状，多发生在双侧。主要临床表现是当病人直立时，在腹股沟内侧、耻骨结节外上方出现一半球形的肿块，不降入阴囊。疝内容物容易回纳。极少发生嵌顿。

3. 股疝：典型表现是病人站立或咳嗽时，常在卵圆窝处有一半球形突起，可回纳。由于疝块往往不大，易复性股疝症状较轻。多发生于中年妇女。在腹外疝中，股疝嵌顿者最多。股疝一旦嵌顿，除引起局部明显疼痛外，也常伴有较明显的急性肠梗阻表现，并可迅速发展为绞窄性疝。

五、治疗要点

腹外疝一般不能自愈，因此以手术治疗为主。

1. 非手术治疗：1岁以内的婴儿，随着生长发育，腹壁肌肉逐渐增强可望自愈，暂不手术。可采用压迫疝环的方法，避免疝内容物脱出。

2. 手术治疗：是最有效的治疗方法。

（1）疝囊高位结扎术：仅适用于婴幼儿及绞窄性疝。

（2）疝修补术：加强和修补腹股沟管管壁，是最常用的方法。缺点是缝合的张力大，手术部位有牵扯感、疼痛明显，缝合的组织愈合差，复发率高。

（3）无张力疝修补术：随着高分子材料合成技术和工艺的发展，新一代的修补材料有组织相容性好、无毒性、作用持久、强度高、符合生理的特点。现常用的修补材料是合成纤维网片，在手术时将合成纤维制成圆锥形花瓣状网片置于疝内环处以填补缺损，在将一合成纤维网片缝合于腹股沟管的后壁代替传统的有张力的疝修补术，所以称为无张力疝修补术。

（4）经腹腔镜疝修补术：其基本原理是从腹腔内部用合成纤维网片加强腹壁缺损处或用钉（缝线）使内环缩小的一种手术方法，属于微创手术。

（5）嵌顿性疝和绞窄性疝原则上需要紧急手术治疗，根据不同的病情选用不同的方法。

六、护理措施

（一）术前护理

1.消除腹内压增高因素：戒烟、注意保暖、避免受凉、多饮水，多吃蔬菜等粗纤维食物，保持大便通畅，练习床上排便，指导病人深呼吸及有效咳嗽方法。如有咳嗽、便秘、排尿困难等均应给予相应的治疗。

2.备皮：严格备皮，防切口感染。

3.灌肠及排尿：为防止术后腹胀及便秘，术前1天给予流质饮食，术前1天晚灌肠，术前排空膀胱以免术中损伤。

4.急诊手术前护理：嵌顿性或绞窄性腹外斜疝，特别是合并急性肠梗阻病人，往往有脱水、酸中毒及全身中毒症状，甚至发生感染中毒性休克，应紧急手术治疗。

（二）术后处理

1.卧位：术后平卧1周，膝下垫一软枕，使膝、髋关节微屈，以减小腹内压力和腹部切口张力，减轻切口疼痛有利于愈合，术后不宜过早下床活动。

2.饮食：术后6～12小时可进流食或半流食，次日可进普食。

3.预防术后出血：密切观察伤口有无渗血。腹股沟斜疝术后切口放置沙袋压迫12～24小时，以防止伤口出血发生继发感染。使用阴囊托或丁字带托起阴囊，以防发生阴囊血肿。

4.预防感染：严格无菌操作，保持敷料清洁、干燥，避免大小便污染，尤其是婴幼儿更应加强护理，必要时应用抗生素预防感染。

5.防治腹内压增高：术后注意保暖，以防因受凉而引起咳嗽，如有咳嗽应及时治疗，并嘱病人在咳嗽时用手掌按压伤口，减少腹内压增高对伤口愈合的不利影响。注意保持大小便通畅。

七、健康教育

1.出院后注意适当休息，逐渐增加活动量，3个月内不参加重体力劳动或过量活动。

2.保持大便通畅，多饮水，多食高纤维饮食，养成定时排便习惯，以防发生便秘，若有便秘可用缓泻剂。

3.积极预防和治疗有关疾病，如肺部疾患、前列腺肥大等，防止复发。

第四节　直肠肛管疾病病人的护理

一、肛裂

肛裂为肛管皮肤全层裂开所形成的慢性溃疡，好发于肛管的后正中线，中青年多见。

（一）病因病理

病人长期便秘、大便干燥、排便用力过猛，易致肛管皮肤撕裂，排便时后部承受的压力最大，因而损伤的机会也最多，肛窦炎可向肛管皮下蔓延，使肛管皮肤更易裂伤，这样，肛管皮肤反复损伤而达全层，继发感染，形成溃疡。

（二）临床表现

典型的临床表现为疼痛、便秘和出血、肛裂三联症。

1. 疼痛：肛裂最主要的症状是排便时肛管裂伤疼痛及便后肛门括约肌挛缩痛。疼痛特点为两次高峰，故又称马鞍型。

2. 便秘：由于排便时及排便后疼痛，病人惧怕排便，有意推迟排便时间，使原有便秘加重，致排便时疼痛更加剧烈，肛裂更重，形成恶性循环。

3. 出血：排便时肛管损伤，创面可有少量出血，可见粪便表面带有鲜血或滴血，但大量出血者少见。

4. 肛门检查：以手轻轻分开臀部肛门皮肤，新鲜肛裂边缘整齐，基底红色，陈旧肛裂底深而不整齐，较硬，基底苍白，可见前哨痔、梭形裂口、肥大肛乳头（肛裂三联征），急性期应避免直肠指诊或直肠检查，以免引起疼痛。

（三）治疗要点

主要是调节饮食，保持大便通畅，局部坐浴，扩肛解除括约肌痉挛，中断恶性循环，促使创面愈合。对经久不愈，非手术治疗无效的慢性肛裂，可手术切除，使其成为新鲜创面，再行愈合。

二、直肠肛管周围脓肿

是直肠肛管周围软组织或周围间隙的急性化脓性感染，并形成脓肿。

（一）病因病理

最常见原因为肛腺炎，因肛腺开口向上，粪便易于进入或损伤肛窦而致感染。也可继发于肛周皮肤感染、损伤、内痔、肛裂、药物注射等。感染极易蔓延扩散，向上、下、外扩散到直肠肛管周围间隙，形成不同部位的脓肿。

（二）临床表现

1. 肛门周围脓肿（肛旁皮下脓肿）：最常见，持续性疼痛或跳痛，局部表现为主，表现为红肿、触痛，脓肿形成后有波动感。

2. 坐骨肛管间隙脓肿：位于肛提肌以下，表现为局部红肿、胀痛，可有直肠刺激征或排尿困难，全身感染症状较明显。

3. 骨盆直肠间隙脓肿：位于肛提肌以上，主要表现为全身中毒症状，直肠刺激征，排尿排便困难。

（三）治疗要点

脓肿尚未形成时，可应用抗生素、温水坐浴、局部理疗等非手术治疗。一旦脓肿形成，即应手术切开引流，或采取一次性根治法。

三、肛瘘

肛管或直肠下端与与肛门周围皮肤之间的慢性感染性通道称肛瘘。

（一）病因病理

多为直肠肛管周围脓肿自行破溃或经手术切开后引起，也可因肛管创伤感染引起，肛瘘由内口、外口和瘘管三部分组成。

（二）临床表现

典型症状是反复自外口流出少量脓性、血性、黏液性分泌物，甚至有气体和粪便排出，可刺激肛周皮肤引起潮湿和瘙痒。当外口阻塞或假性愈合时，瘘管内脓液不能排出，再次形成脓肿，出现直肠肛管周围脓肿的表现。随脓肿破溃，脓液外流，症状缓解。反复形成脓肿是肛瘘的特点。

肛门检查可见肛周皮肤上有一个或多个外口，呈红色乳头状隆起，或肉芽组织突起，挤压外口周围时有脓性或血性分泌物排出。

直肠指检可触及较硬的条索状瘘管和硬结样内口。指检不能确定时，可用白湿纱布填入肛管至直肠下端，由外口注入亚甲蓝溶液，然后抽出纱布，观察纱布条染色部位，以判断内口位置。碘油瘘管造影检查可明确瘘管方向。

（三）治疗要点

低位者一次性根治，高位者可采用挂线疗法，该法是一种缓慢切开法，利用橡皮筋或有腐蚀作用的药线的机械性压迫作用，使结扎处组织发生血运障碍，逐渐断开，同时基底部创面又在逐步愈合，故可防止一次切断肛管直肠环引起的肛门失禁，术后配合使用抗生素、坐浴等方法。

四、痔

痔是直肠上、下静脉丛在齿状线附近淤血扩张、迂曲而形成的静脉团。按其发生部位，可分为内痔、外痔和混合痔。

（一）病因病理

1.病因：不明。目前认为与直肠静脉丛的解剖因素、局部炎症、肛垫下移、腹内压增高等因素有关。

2.病理

（1）内痔：位于齿状线以上，是直肠上静脉丛扩张、迂曲形成，表面覆盖的是直肠黏膜。

（2）外痔：位于齿状线以下，是直肠下静脉丛扩张、迂曲形成，表面覆盖的是肛管皮肤。

（3）混合痔：由直肠上、下静脉丛相互吻合，扩张、迂曲形成，表面覆盖的是直肠黏膜和肛管皮肤。

（二）临床表现

1.内痔：主要表现为间歇性无痛性便血和痔核脱出。根据病变程度将内痔分为三期。

第一期：以排便时出血或排便后滴血为主，痔核不脱出肛门外。检查可见齿状线上黏膜结节样突出。

第二期：便血加重，在排便时滴血或喷血，排便时痔核脱出，能自行回缩。

第三期：便血减少，屏气、咳嗽、行走等增加腹内压时，痔核脱出，不能自行回缩，需用手将其推回复位。

若痔核脱出后未及时复位，可由于水肿，刺激括约肌痉挛引起嵌顿，则疼痛加重，并可导致溃疡、感染和坏死。

2.外痔：一般无明显症状，或仅有肛门异物感。因便秘、排便用力过猛，可引起外痔静脉丛破裂，血块凝结于皮下，形成血栓性外痔，出现肛门部剧烈疼痛，咳嗽、排便或行走时加重。检查可见肛门表面暗紫色硬结，压痛明显，此外，尚有结缔组织外痔（皮垂）、静脉曲张性外痔、炎性外痔。

3.混合痔:兼有内、外痔的特征。

（三）治疗要点

1.一般疗法:适用于痔的早期和无症状静止期:①进食高纤维素食物,每天保证适当的水分摄入,避免摄入刺激性食物,养成定时排便习惯。必要时,口服液体石蜡等缓泻剂,以软化大便,便于排出。②避免久站久坐。③便后热水坐浴,促进肛门部血液循环,并保持肛门清洁、干燥。④肛管内注入或塞入消炎止痛栓剂,如痔疮膏等。⑤有内痔嵌顿者,应用温水洗净,然后局部涂润滑油将其复位,水肿明显者可用高锰酸钾水热敷,待水肿消退后再复位。

2.注射疗法:适用于一期及二期内痔,将硬化剂注射到痔核周围,使之产生无菌性炎症反应,促使纤维组织增生,静脉闭塞,致使痔核萎缩。

3.冷冻疗法:适用于一期及二期内痔。应用液态氮(-196℃)使痔组织冻结、坏死、脱落,以后创面逐渐愈合。

4.红外线凝固疗法:适用于一期及二期内痔,通过红外线照射,使痔块发生纤维组织增生硬化萎缩。

5.胶圈套扎法:适用于一期、二期及三期内痔,利用胶圈的弹性阻断痔的血运,使之缺血、坏死、脱落而愈合。

6.手术方法:适用于二期、三期内痔及混合痔,有单纯痔切除术、痔环形切除术、血栓外痔剥离术。

五、直肠肛管疾病的护理

（一）肛门直肠检查体位

1.左侧卧位:病人左侧卧位,右侧髋、膝关节各屈曲90°,左下肢伸直,适用于年老体弱病人的检查。

2.膝胸位:病人跪伏在检查床上,臀部抬高,临床应用较广。行肛门镜检查最方便,但这种体位不舒适,也比较劳累,因此只适用于短时间检查,对病情严重和年老体弱者不适用。

3.截石位:仰卧在检查床或手术台上,两腿分开,屈膝抬高,双膝放在腿架上,常用于肛门手术体位。

4.蹲位:下蹲做排便姿势,向下用力,适用于检查内痔和直肠脱垂。

（二）检查方法

1.视诊。

2.直肠指检。

3.直肠(肛门)镜检查:有肛门狭窄、肛裂者不可行内镜检查,对患肛周急性炎症、妇女月经期也暂不做内镜检查。

（三）记录

先写明何种体位,再用时钟定位法记录病变部位。

（四）一般护理

1.饮食:多进食蔬菜、水果以及富含纤维素的食物,每天保证足够的水分摄入,以利排便。避免进食刺激性食物,如饮酒、辛辣食物等。

2.保持大便通畅:养成每天定时排便的习惯,并避免排便时间过长。对于习惯性便秘者,可通过调节饮食,增加粗纤维食物,每日口服适量蜂蜜,多数可缓解。若不缓解,可服缓泻剂,帮助通便,或用肥皂水 500~1 000ml 灌肠排便。

3.坚持保健活动:年老体弱者要鼓励进行适当运动;对于长期站立或久坐工作者,指导做保健操,通过活动促进肠蠕动和肛门括约肌的舒缩功能。

4.保持肛门清洁:每天或便后清洁肛门。可采用温水或 0.02% 高锰酸钾溶液坐浴(水温 43~46℃,每日 2~3 次,每次 20~30 分钟),以清洁肛门,改善血液循环,促进炎症吸收,同时还有缓解括约肌痉挛、减轻疼痛的作用。应采用高度适宜的坐浴盆,将整个会阴部浸泡在热水中。对于年老体弱者,坐浴结束后应予以搀扶,以免跌倒。

(五)注意观察病情及症状护理

1.术前护理:术前一般不限制饮食,或术前 1 天进少渣饮食。每晚坐浴,清洁肛门、会阴部。根据医嘱服用泻药,必要时,手术前日晨清洁灌肠,灌肠时应选择较细肛管轻轻插入,并涂润滑剂,以免擦伤黏膜引起出血。手术当天早晨禁食、备皮。

2.术后护理:①止痛:肛管手术后因括约肌痉挛,或肛管内敷料填塞过多、过紧而加剧伤口疼痛。术后 1~2 天内应适当给予止痛剂,并在术后首次排便前再用 1 次。若发现肛管内敷料填塞过紧,应予以松解。如无出血危险,可用温水坐浴、局部热敷,或涂消炎止痛膏,以缓解括约肌痉挛。②饮食和排便:直肠肛管手术后一般不严格限制饮食,术后第 1 天可进流质饮食,术后 2~3 天进少渣饮食,以后逐渐改变普食。应保持大便通畅,避免大便干结影响肛门部血液循环。若术后 3 天未解大便,每晚应口服液体石蜡等润肠药物帮助通便,直肠肛管手术后一般在 7~10 天内不灌肠。③处理尿潴留:病人术后常因麻醉、会阴部手术刺激、伤口疼痛、肛管内填塞敷料过紧,或不习惯床上排尿引起尿潴留。应观察术后排尿情况。可用止痛剂、热敷、按摩、诱导排尿等方法处理,若是肛管内敷料填塞过紧引起,应及时取出填塞的敷料。经上述方法无效时,应采取导尿。④伤口护理:术后可采用仰卧位或侧卧位,以防止伤口受压,也可在臀部垫气圈。肛门部手术后,伤口多敞开不缝合,需每日换药。每次大便后温水或 0.02% 高锰酸钾溶液坐浴,然后更换敷料,伤口早期渗血不容易被早期发现。当出血量大且积聚在直肠内时,病人可出现面色苍白、出冷汗、头昏、心慌、脉速等内出血表现,并有肛门下坠胀痛和急迫排便感,甚至排出大量鲜血和血块,严重者可发生失血性休克。此时应立即静脉快速补液,同时报告医师及时处理。此外,还应观察有无大便失禁、肛门狭窄以及切口感染等并发症。

第五节　肝脓肿病人的护理

肝脓肿是肝常见的炎性病变,可分为细菌性肝脓肿和阿米巴肝脓肿两种。前者主要继发于胆道、腹腔或身体其他部位的感染,而后者常继发于肠道阿米巴病。

一、病因病理

1.细菌进入肝的途径:①胆道:胆道蛔虫病、胆道结石等并发化脓性胆管炎时,细菌沿着胆管上行,是引起细菌性肝脓肿的主要原因;②肝动脉;③肝门静脉;④肝外伤:特别是肝的贯通伤或闭合伤后肝内血肿的感染而形成脓肿。

2.细菌性肝脓肿的致病菌:多为大肠埃希菌、金黄色葡萄球菌;脓肿的脓液是黄白色,能找到细菌。

二、临床表现

细菌性肝脓肿多为继发病变,在原发病病程中骤起寒战、高热、大汗,肝区或右上腹痛并伴有厌食、乏力和体重减轻等症状。疼痛为持续性胀痛或钝痛，可伴右肩牵涉痛或胸痛。多发性肝脓肿症状最重，单发性者症状较为隐匿，体温可高达 39～40℃，呈稽留热或弛张热。查体有时可见右季肋区呈饱满状态，甚至局限性隆起，右下胸及肝区有叩击痛，肋间有压痛及皮肤可出现凹陷性水肿；肝常常偏大，有明显触痛，严重时可出现黄疸和腹水。

三、辅助检查

化验检查：白细胞计数及中性粒细胞增多。肝功能损害。X 线检查：右叶脓肿见右膈肌升高，运动受限；肝影增大或局限性隆起。B 超检查：肝内可显示液平段。

四、治疗要点

细菌性肝脓肿是一种严重的疾病，必须早期诊断，早期治疗。

1. 全身支持疗法：给予充分营养，纠正水、电解质和酸碱平衡失调。适用于急性期、脓肿尚未局限及多发性小脓肿。

2. 抗生素治疗：大剂量、联合应用。

3. 手术治疗：经腹腔切开引流，经腹膜外切开引流，肝叶切除术。

4. 中医中药治疗：清热解毒。

五、护理措施

1. 病情观察。

2. 营养支持：食高蛋白、高热量、富含维生素和膳食纤维的食物。

3. 高热护理：体温多高热，物理降温。肝脓肿高热患者，每天至少摄入 2 000ml 液体。

4. 疼痛护理。

5. 引流管护理：置患者于半卧位，应妥善固定引流管，保持引流通畅，严格遵守无菌原则。每天更换引流瓶。每天用生理盐水多次或持续冲洗脓腔，观察和记录脓腔引流液的性质和量。当脓腔引流液少于 10ml 时，可拔除引流管，适时换药，直至脓腔闭合。

6. 肝脓肿高热者应用 4℃生理盐水灌肠。

六、健康教育

1. 嘱患者进食营养丰富、清淡饮食。

2. 指导患者妥善固定引流管的方法，活动时勿拉扯引流管，保持适当的松度，防止滑脱入腹而使管内脓液流入腹腔。

3. 告知患者腹腔感染时腹痛的变化，一旦有腹痛加重等，及时告知医师。

第六节　胆道疾病病人的护理

一、解剖生理

1. 解剖：胆道系统分为肝内和肝外两大系统，包括肝内、肝外胆管和胆囊以及 Oddi 括约肌等。胆道系统起于肝内毛细胆管，开口于十二指肠乳头。

(1)肝内胆管：起自肝内毛细胆管，逐级汇合成小叶间胆管，肝段、肝叶胆管和肝内左右肝管。其行径与肝内动脉、门静脉分支基本一致，三者同由一结缔组织鞘包裹。

(2)肝外胆管：由肝外左、右肝管及肝总管、胆囊、胆总管等组成。左肝管较细，长 2.5～4.0cm；右肝管较粗，长 1.0～3.0cm；肝总管长约 3.0cm，直径 0.4～0.6cm。胆总管：长 7.0～9.0cm，直径 0.6～0.8cm，有 80%～90% 人的胆总管与主胰管在十二指肠壁内汇合形成共同的通道，并膨大形成胆胰壶腹，又称为乏特(Vater)壶腹，周围有 Oddi 括约肌包绕并开口于十二指肠乳头。

（3）胆囊和胆囊管：胆囊为梨形的囊性器官，位于肝脏面的胆囊窝内，长 8～12cm，宽3.0～5.0cm，容积 40～60ml，分为底、体、颈三部。肝总管、胆囊管、肝脏下缘之间的三角区域称为胆囊三角（Calot 三角），内有胆囊动脉、肝右动脉、副肝管穿过，是胆囊手术时易伤的部位。

2. 生理功能：胆道系统具有分泌、储存、浓缩和输运胆汁的功能，对胆汁进入十二指肠起着非常重要的调节作用。

二、胆道疾病的特殊检查及护理

1. B 型超声波检查：属无创伤性检查，其图像清晰、分辨率高、重复性强，是一种安全、快速、简便、经济而准确的检查方法，是胆道疾病首选的检查。为避免肠道内积气的影响，在检查前应禁食 12 小时、禁饮 4～6 小时，以保证胆囊、胆管内充盈胆汁，并减少胃肠的内容物和气体的干扰。应安排在其他内镜和钡餐造影检查前或钡餐检查 3 天后、胆系造影 2 天后进行。检查时多取仰卧位；左侧卧位有利于显示胆囊颈及肝外胆管病变；坐位或站位可用于胆囊位置较高的患者。

2. X 线检查

（1）腹部平片：胆固醇结石、胆色素结石不显影，只有少数的胆固醇、胆色素和钙盐形成的混合结石可在平片上显影。

（2）静脉胆道造影（IVC）：用于检查胆道系统有无结石、肿瘤、梗阻、蛔虫等，也可观察胆囊、胆道的形态及功能情况。检查前做碘过敏试验，检查前 1 天中午进行高脂肪饮食，晚餐后禁食。检查前 1 天晚口服泻药，检查日晨排空大便。

（3）经皮肝穿刺胆道造影（PTC）及经皮肝穿刺置管引流术（PTCD）：但 PTC 是一种损伤性检查方法，可能会出现胆汁外漏、出血、气胸及急性胆管炎等并发症。PTCD 是对重度梗阻性黄疸病人施行 PTC 后，置管于肝内胆管，引流胆汁，降低肝内胆管内的压力，改善阻塞性黄疸的症状，既可防止 PTC 造成的胆瘘酿成腹膜炎的危险，又可缓解梗阻性黄疸，改善肝脏功能，同时便于临床治疗用药，为择期性手术做好术前准备。

（4）经内镜逆行胆胰管造影（ERCP）：适用于胆道结石、肝内外胆管扩张及梗阻性黄疸的检查。目前还通过十二指肠镜切开乳头和 Oddi 括约肌或插管至胆管内行取石和引流术。但它可诱发急性胰腺炎、胆管炎、消化道穿孔和心脏意外等并发症。应做好以下护理：①禁饮食。②做碘过敏试验。③检查前 15 分钟常规注射地西泮 5～10mg，东莨菪碱 20mg。④病人于造影后 2 小时方可进食，观察有无急性胰腺炎和胆管炎等并发症的发生。⑤应用抗生素预防感染。

3. 电子计算机体层扫描（CT）、磁共振成像（MRI）或磁共振胰胆管造影（MICP）：检查前 2 天进少渣和产气少的食物，以减少肠道气体；造影前做碘过敏试验，做过钡剂检查的要在钡剂排完后再行 CT 检查；MRI 检查前嘱病人取下义齿、发夹、戒指、耳环、钥匙、手表、硬币等一切金属物品，以免造成金属伪影影响成像质量。手机、磁卡也不能带入检查室。幼儿、检查不合作者要用镇静剂。

三、胆囊结石及急性胆囊炎

1. 病因：胆石的形成与感染、代谢异常有关。胆道感染时，特别是大肠杆菌产生的 β 葡萄糖醛酸酶使可溶性的结合性胆红素水解为游离胆红素，后者能与钙结合，并以细菌、虫卵、炎症坏死组织的碎屑为结石的核心,沉淀为结石,此类结石称为胆色素结石;胆汁内三种重要成分,胆盐、胆固醇、卵磷脂三者比例失调,使胆固醇呈过饱和状态而析出成为结石,称为胆固醇结石。既有胆固醇沉积又有胆色素沉积形成的结石,称为混合性结石。

急性胆囊炎的发病病因

(1)胆囊管梗阻:结石梗阻或结石直接的损伤而引起。

(2)细菌感染:多来源于胃肠道,通过血行、逆行进入胆囊。

(3)多种因素相互作用:严重的创伤、化学性刺激、肿瘤压迫、蛔虫、胆囊管扭曲等。

2.临床表现:胆囊结石及急性胆囊炎表现多样,可无任何表现,也可表现为剧烈胆绞痛。急性胆囊炎的起病常在进行油腻食物后或夜间发作。表现为右上腹阵发性绞痛,放射至右肩或右臂部,伴恶心、呕吐等,可有畏寒和发热;部分病人可有轻度黄疸。右上腹有压痛、反跳痛和肌紧张。Murphy 征阳性,可在右上腹触及肿大的胆囊,如胆囊穿孔,可出现弥漫性腹膜炎。

3.辅助检查:B超检查示胆囊增大,胆囊结石影像。血象:白细胞计数升高,中性粒细胞增多。

4.治疗要点:对症状较轻的可以非手术治疗。症状较重,胆囊坏死、穿孔的应及时手术切除胆囊,手术时机最好在急性发作后缓解期为宜。对病情危急,可选用胆囊造口术,待病情好转后再行胆囊切行术。

近年来开展的腹腔镜胆囊切除术(LC),操作者在电视腹腔镜的窥视下,通过腹壁的3～4个小戳孔,将腹腔镜手术器械插入腹腔行胆囊切除术。此种手术是创伤小、痛苦轻、恢复快,且较安全的新方法。适应证同一般的胆囊切除术,但如伴有胆管结石、急性胆管炎、急性梗阻性化脓性胆管炎、急性胰腺炎、腹腔内感染,既往有腹部手术史,肥胖病人等,则为 LC 的禁忌证或者相对禁忌证等。

四、慢性胆囊炎

1.病因:大多数继发于急性胆囊炎,是急性胆囊炎反复发作的结果。

2.临床表现:临床症状常不典型,大多数病人有胆绞痛病史,而后有厌油腻、腹胀、嗳气。

3.辅助检查:B超检查可以确诊,胆囊壁增厚,胆囊腔缩小或萎缩,排空功能减退或消失。

4.治疗要点:对临床症状明显又伴有胆石者,应行胆囊切除术治疗。对年迈体衰者采用非手术治疗,包括限制脂肪食、服用胆汁酸和利胆药物、中西医结合治疗等。

五、胆管结石及急性胆管炎

1.病因:主要病因包括胆汁淤滞、细菌感染和脂类代谢异常。在胆管内形成的结石称为原发性结石,以胆色素结石或混合性结石多见;来自胆囊内的结石称为继发性结石,多是胆固醇结石。

2.临床表现:取决于胆道有无梗阻、感染及其程度。结石阻塞胆管并继发感染时可致典型的胆管炎症状,腹痛、寒战高热和黄疸,为 Charcot 三联症。

(1)肝外胆管结石:①腹痛:在剑突下或右上腹部,呈阵发性绞痛或持续性疼痛阵发性加剧。②寒战高热:系胆管梗阻并发感染后引起的全身中毒症状,发生在腹痛后,体温可高达39～40℃。呈弛张热型。③黄疸:系胆管梗阻后胆红素逆流入血所致。黄疸的程度取决于梗阻的程度及是否并发感染。如结石梗阻不全或有松动,则黄疸程度减轻,呈波动性。④消化道症状:多数病人有恶心、腹胀、嗳气、厌油腻食物。

(2)肝内胆管结石:由于结石在肝叶、段胆管内,梗阻或感染时症状无或较轻;范围较大时与肝外胆管并存时可有肝外胆管结石的症状;引起脓肿时可出现慢性感染征象。

3.辅助检查

(1)实验室检查:合并感染时,白细胞计数及中性粒细胞比例明显升高;肝细胞损害时,血清转氨酶和碱性磷酸酶增高。血清胆红素、尿胆红素升高,尿胆原降低或消失,粪中尿胆原减少。

(2)B超检查:可显示胆管内有结石影,近段扩张。

(3)其他检查:必要时可行PTC、ERCP检查,了解结石的部位、数量、大小和胆管梗阻的部位等。

4.治疗要点

(1)急诊手术适应证:积极消炎利胆治疗1~2天后病情仍恶化,黄疸加深,胆囊肿大,明显压痛,出现腹膜刺激征或出现Reynolds五联征者应即行胆总管切开取石及引流术。

(2)择期手术:适用于慢性病人。①胆囊切除并胆总管切开取石,T管引流术:适用于单纯胆总管结石。②Oddi括约肌成形术:适用胆总管下端结石嵌顿或开口狭窄者。③肝胆管与空肠Roux-en-Y吻合术:适用于肝内外胆管结石、复发或残留结石,肝内胆管狭窄者。④肝叶切除:适用于肝内结石造成某叶或段组织萎缩者。⑤胆总管十二指肠吻合术:目前少用。胆管结石的治疗原则是清除结石及胆道感染和狭窄。若无胆管系统狭窄,结石狭小,在控制急性发作后可行中西医结合排石,原则上以手术及介入治疗为主要选择。

(3)采用纤维胆道镜微创手术。

六、急性梗阻性化脓性胆管炎

1.病因:急性梗阻性化脓性胆管炎(AOSC)又称为急性重症胆管炎(ACST),是在胆管梗阻的基础上并发的急性化脓性细菌感染。其病因有:

(1)胆道梗阻:常见的是结石,此外,胆道蛔虫、胆道狭窄、胆管及壶腹肿瘤等。

(2)细菌感染:多来于胃肠道,或经十二指肠逆行感染。常见的细菌有大肠杆菌、变形杆菌等。

2.临床表现:多数病人有胆道疾病及胆道手术史,起病急,变化快,在Charcot三联症的基础上又出现休克和神经精神症状,称Reynolds五联征。

(1)症状:有腹痛,寒战高热,胃肠道症状等。

(2)体征:①腹部压痛或腹膜刺激征,多在剑突下或右上腹;②黄疸,多有不同程度的黄疸;③神志改变:主要表现神志淡漠、烦躁、谵妄或嗜睡、神志不清,甚至昏迷、休克;④休克表现。

3.辅助检查

(1)血常规:白细胞计数升高,超过$20 \times 10^9/L$,中性粒细胞比例明显升高;凝血酶原时间延长;血生化检查可见肝功能损害;电解质紊乱和尿素氮升高;血气分析检查可提示血氧分压降低和代谢性酸中毒的表现。尿常规检查可见蛋白和颗粒管型。

(2)B超检查:可显示肝和胆囊肿大,肝内、外胆管扩张及胆管内结石光团伴声影。

(3)其他检查:PTC和ERCP检查有助于明确梗阻部位、原因和程度。

4.治疗要点:急性梗阻性化脓性胆管炎治疗原则:挽救生命为主要目的,故手术应力求简单有效,先引流减压胆管。

七、胆道蛔虫病

1. 病因病理:蛔虫寄生于小肠中下段,有钻孔习性,喜碱性环境,当某些因素使寄生的环境发生改变时,如胃肠功能紊乱、饥饿、发热、驱虫不当、妊娠、Oddi 括约肌功能失调,诱发蛔虫上窜钻入胆道,引起 Oddi 括约肌痉挛,造成剧烈的腹部绞痛,也可以引起急性胰腺炎。虫体带入细菌引起胆道感染、急性重症胆管炎、肝脓肿、胆囊炎及穿孔,也可以形成结石的核心。

2. 临床表现:特点为临床症状与体征不相符。

(1)症状:典型的表现是突发性剑突下或上腹部阵发性钻顶样绞痛。可向右肩部放射,发作时坐卧不安、大汗淋漓;常伴有恶心、呕吐,呕吐物中有时可见蛔虫,疼痛反复间断发作,持续时间不等,可突然缓解,间歇期可没有任何症状。

(2)体征:剑突下或右上腹部有轻压痛,有并发症时,出现相应的体征。B 超:胆总管内可显示蛔虫体及数量。

3. 治疗要点

(1)非手术治疗:是主要的方法。可遵医嘱用阿托品或山莨菪碱(654-2),必要时用哌替啶。发作时利胆驱虫:①分别将食醋、30%硫酸镁或氧气经胃管注入有驱虫作用;②中西医结合治疗可口服乌梅汤,针刺穴位等;③可用驱虫药驱蛔灵、驱虫净或左旋咪唑。驱虫后需继续服用消炎利胆药 2 周,以防止结石的形成。

(2)手术治疗:经非手术治疗无效的症状加重的、进入胆道的蛔虫比较多、胆囊蛔虫病或有严重的并发症,如肝脓肿,急性重症胆管炎、胆汁性腹膜炎等,需要手术治疗。手术治疗的方式是采用胆总管切开探查术、取虫及 T 形管引流术。

八、胆道疾病的护理

1. 手术前护理

(1)病情观察:①密切观察病人病情变化;②生命体征及神志变化;③及时了解实验室检查结果;④准确记录 24 小时出入液量。

(2)改善和维持营养状态:不能进食者,可行营养疗法。

(3)对症护理:①黄疸病人皮肤瘙痒时可外用炉甘石洗剂止痒。②高热时需降温。③胆绞痛发作时,解痉、镇静和止痛,常用哌替啶 50mg、阿托品 0.5mg 肌内注射,但勿使用吗啡。④有腹膜炎者,按腹膜炎护理。⑤重症胆管炎还应加强休克的护理。

(4)并发症的预防:①拟行胆肠吻合术者,术前 3 日口服卡那霉素、甲硝唑等,术前 1 日晚行清洁灌肠。②肌注维生素 K_1 10mg,每日 2 次。纠正凝血功能障碍。

(5)心理护理。

2. 术后护理

(1)病情观察:①生命体征:尤其是心率和心律的变化。术后病人意识恢复慢时,注意有无因肝功损害、低血糖、脑缺氧、休克等所致的意识障碍。②观察、记录有无出血和胆汁渗出,可为柏油样便或大便隐血,甚至休克。若有胆汁性腹膜炎,需立即报告医师处理。③黄疸程度、消退情况:了解胆汁是否流入十二指肠。

(2)T 形引流管的护理:①妥善固定,保持通畅,防止反流。②观察记录胆汁的量及性状:胆汁引流一般每天 300～700ml。量过少可能因 T 形管阻塞肝功能衰竭所致。③保持清洁:每日更换 1 次外接的连接管和引流瓶。④拔管:一般术后 14 天,无特殊情况,可以拔除 T 形管。拔管指征为:黄疸消退,血象、血清黄疸指数正常,无腹痛,发热,大便颜色正常;胆汁引流量逐渐减少至 200ml,清亮,胆管造影或胆道镜证实无狭窄、结石、异物、胆道通畅,就可以考虑拔管。拔管前先在饭前、饭后各夹管 1 小时,拔管前 1～2 日后全日夹管。如无腹胀、腹痛、发热及黄疸等症状,说明胆总管通畅,可予拔管。拔管前还要在 X 线下经 T 形管做胆道造影,造影后必须立即接好引流管继续引流 2～3 天,即可拔管。⑤拔管后局部伤口用凡士林纱布堵塞,1～2 日会自行封闭。⑥拔管后 1 周内,警惕有无胆汁外漏甚至发生腹膜炎等情况。

3.健康指导

(1)指导病人初步掌握胆道疾病基本知识。

(2)胆道手术后病人应注意养成正确的饮食习惯,进低脂易消化食物,宜少量多餐,多饮水。

(3)带 T 形管出院者,指导其学会自我护理,定期复查。

(4)及时复诊。

第七节　急性胰腺炎病人的护理

一、病因

1.梗阻因素:为本病最常见的原因。由于胆总管与主胰管共同通路,梗阻使胆汁可逆流入胰管,使胰酶活化。引起梗阻最常见的原因为胆道疾病,如胆总管下端结石、胆道蛔虫症、十二指肠乳头水肿、Oddi 括约肌痉挛、壶腹部狭窄等,以上原因引起的胰腺炎,又称为胆源性胰腺炎;其次是胰管梗阻、胰管结石、肿瘤或十二指肠梗阻等。

2.酒精中毒和暴饮暴食。

3.十二指肠液反流:十二指肠内的压力增高时,反流到胰管内,其中的肠激酶等物质可激活胰液中的各种酶,从而引起急性胰腺炎。

4.创伤:上腹部损伤或手术可直接或间接损伤胰腺组织。

5.其他:特异性感染性疾病、药物因素、高脂血症、高钙血症等,有少数病人最终因找不到明确的发病原因,被称为特发性急性胰腺炎。

二、病理

本病的发展是胰腺分泌产物(主要是胰酶)自体消化的过程。急性胰腺炎的基本病理改变是水肿、出血和坏死。出血坏死性胰腺炎和严重的水肿性胰腺炎可继发多种并发症:休克、化脓性感染、急性肾衰竭、急性呼吸窘迫综合征、多器官衰竭。临床分型:

1.水肿性胰腺炎(轻型):主要表现为腹痛、恶心、呕吐;腹膜炎体征,血和尿淀粉酶增高,经治疗后短期内可好转,死亡率很低。

2.出血坏死性胰腺炎(重型):除上述症状、体征继续加重外,高热持续不退,黄疸加深,神志模糊和谵妄,高度腹胀,血性或脓性腹水,两侧腰部或脐周出现青紫瘀斑、胃肠出血、休克、急性肾衰,死亡率较高。但需注意个别重症出血坏死性胰炎病人早期临床表现不典型。局部并发症有胰腺坏死、急性胰腺假囊肿和胰腺脓肿。

三、临床表现

1.腹痛:是主要临床症状。腹痛剧烈,胰头以右上腹为主,向右肩部放射;胰体部以上腹部正中为主;胰体尾部以左上腹为主,向左肩部放射;累及全胰呈腰带状疼痛,向腰背部放射。腹痛为持续性并有阵发性加重。

2. 恶心、呕吐:剧烈而频繁,呕吐后腹痛不缓解为其特点。

3. 腹膜炎体征:水肿性胰腺炎时,压痛只限于上腹部,常无明显肌紧张;出血坏死性胰腺炎压痛明显,并有肌紧张和反跳痛,范围较广泛或蔓延至全腹。

4. 腹胀:初期为反射性肠麻痹,严重时可由于腹膜炎、麻痹性肠梗阻所致。

5. 手足抽搐:为血钙降低所致。

6. 休克:多见于急性出血坏死型胰腺炎。

7. 其他:体温增高为感染和组织坏死所致;胆总管下端有结石、胆管炎或胰头肿胀压迫影响胆总管时可出现轻度黄疸;严重病人出现休克;少数病人可在腰部出现青紫色斑(Grey-Turner 征)或脐周围蓝色改变(Cullen 征)。

四、辅助检查

1. 胰酶测定:目前常测定血、尿的淀粉酶和血清脂肪酶。血清淀粉酶值在发病后 3~12 小时开始升高,24~48 小时达高峰,2~5 天后恢复正常。尿淀粉酶一般在发病 12~24 小时后上升,下降较缓慢,可持续 1~2 周。血尿淀粉酶明显升高具有诊断意义。但应注意,淀粉酶的高低与病变的轻重不一定成正比,胰腺广泛坏死后,淀粉酶生成减少,血、尿淀粉酶均不升高。

2. 血清脂肪酶测定:正常值 23~300U/L,发病后 24 小时开始升高,因其下降迟,对较晚就诊者测定其值有助诊断。

3. 血清钙下降:在发病后 2 天血钙开始下降,以第 4~5 天后为显著,重型者可降至1.75mmo/L(7mg/dl)以下,提示病情严重,预后不良。

4. 血清正铁血红蛋白:重症病人常于起病后 12 小时出现,在重型急性胰腺炎病人为阳性,水肿型为阴性。

5. 化验检查:白细胞增多($>16×10^9$/L),血红蛋白和血细胞比容降低,血糖升高(>11.0mmol/L),血钙降低(<2.0mmol/L),血尿素氮或肌酐增高。

6. B超和CT:可以明确胰腺病变的性质、部位和范围,有无胰腺外浸润及范围和程度,定期 CT 检查可以观察病变演变的情况。

五、治疗要点

根据病情轻重选择治疗方法。一般认为,水肿性胰腺炎可采用非手术疗法;出血坏死性胰腺炎,尤其合并感染者则采用手术疗法;胆源性胰腺炎大多需要手术治疗,以解除病因。

1. 减少胰腺分泌:禁饮食与持续胃肠减压,严密观察和监测。奥曲肽、施他宁能有效地抑制胰腺的外分泌功能,西咪替丁也能间接地抑制胰腺的外分泌。

2. 抗休克、补充液体、加强营养支持。

3. 抗生素应用:常用环丙沙星、甲硝唑等。

4. 解痉止痛:常用的药物有山莨菪碱、阿托品、哌替啶。禁用吗啡,以免引起 Oddi 括约肌痉挛。

5. 腹腔灌洗:通过腹腔的或盆腔的置管、灌洗、引流,可以将含有大量胰酶及有害物质的腹腔渗出液稀释并排除体外。

6. 手术疗法:清除胰腺及其周围坏死组织、充分引流,术后进行灌洗以继续引流坏死组织和渗液。手术指征有：①胰腺坏死继发感染的；②虽经保守治疗,临床症状继续恶化；③胆原性胰腺炎；④重症胰腺炎,合并多系统器官衰竭不易纠正的；⑤病程后期合并肠瘘或胰腺假性囊肿；⑥不能排除其他外科急腹症的。

六、护理措施

1.禁食,胃肠减压,给予抗胰酶药物,协助病人取弯腰、屈膝侧卧体位,以减轻疼痛。

2.防治休克,维持水、电解质平衡。

3.做好疼痛护理。

4.饮食。病情轻者进清淡流质,严重者禁食,给予 TRN 支持。

5.引流管护理。分清每根引流管放置部位及作用,保持引流通畅。腹腔双套灌洗引流的病人,应持续腹腔灌洗,引流管负压吸引,有效控制腹腔感染。

6.严密观察并及时处理并发症,常见并发症有急性肾衰竭、术后出血、胰腺或腹腔浓肿、胰瘘、肠瘘。

七、健康教育

1.有糖尿病的病人,应遵医嘱服用降糖药物；如果行胰腺全切者,则需终身注射胰岛素。要定时监测血糖和尿糖。此外,还要严格控制主食的摄入。

2.有胰腺外分泌功能不足的病人,应戒酒戒烟,不要暴饮暴食,少进食蛋白质、糖类和蔬菜水果,少食多餐。必要时加用各种胰酶制剂。

3.定期随访,防止并发症。及时复查。

第八节　急腹症病人的护理

外科急腹症是指起病急、进展快、变化多、病情重以急性腹痛为突出表现的腹部外科疾病。常需及时诊断与处理。

一、病因

部分外科疾病和妇科疾病成为急腹症的病因,如腹部损伤和腹部内脏病变导致的急性感染、腹腔内脏破裂、穿孔、梗阻、扭转、缺血和出血等,但也有少数是由内科疾病引起的。

二、病理生理

1.内脏性疼痛:疼痛特点是：①痛觉迟钝,对刺、割、烧灼等刺激不敏感,但对较强的张力(如牵拉、膨胀、痉挛)及缺血、炎症较敏感；②痛感弥散,定位不准确；③疼痛过程缓慢、持续。

2.躯体性疼痛:其特点是对各种刺激能准确反映病变刺激性质和部位。

3.牵涉性疼痛:指某个内脏病变产生的痛觉信号,被定位于远离该内脏的身体体表部位。

三、临床表现

1.腹痛:是急腹症的主要症状。要注意腹痛的：①诱因；②部位及范围；③性质及过程；④程度。

2.其他伴随症状:①呕吐:腹痛初起反射性呕吐,呕吐次数少,机械性肠梗阻呕吐可频繁而剧烈；腹膜炎致肠麻痹,其呕吐呈溢出性,血性或咖啡色呕吐物常提示发生肠绞窄。②腹胀。③排便改变;肛门停止排便排气是肠梗阻典型症状之一；腹腔脏器炎症伴有大便次数增多或里急后重感,应考虑盆腔脓肿形成；果酱样血便或黏液血便是肠套叠等肠管绞窄的特征。④发热。⑤黄疸:可能系肝胆疾病或继发肝病变。⑥血尿或尿频、尿急、尿痛,应考虑泌尿系损伤、结石或感染等。

3.体征

(1)望诊:观察腹部形态及腹式呼吸运动有无肠型、肠或胃蠕动波,有无局限性隆起或腹股沟肿块等。

(2)触诊:①有无腹部压痛:压痛部位常是病变器官所在处。如有腹膜刺激征,应了解其部位、范围及程度;弥漫性腹膜炎压痛和腹紧张的显著处也常为原发症灶处;②腹部包块:若触及腹部包块时,应注意部位、大小、形状、质地、压痛情况、活动度等,并结合其症状和检查,以区别炎性包块、肿瘤、肠套叠或肠扭转、尿潴留等。

(3)叩诊:胃肠穿孔引起气腹时肝浊音界缩小或消失;炎性肿块、扭转的肠袢可呈局限性浊音区;腹膜炎渗液或腹腔内出血可有移动性浊音;膈下感染者在季肋区叩痛明显。

(4)听诊:听肠鸣音,有亢进、气过水声、金属高调音是机械性肠梗阻的特征;腹膜炎发生时肠鸣音减弱或消失。

四、辅助检查

1.实验室检查:包括三大常规检查、生化和血黏度检查。

2.影像学检查:包括 X 线、B 超、CT 和 MRI 检查。

3.内窥镜检查:胃镜、肠镜、腹腔镜等。

4.诊断性穿刺:腹腔穿刺、阴道后穹隆穿刺。

五、诊断与鉴别诊断

1.内科腹痛特点:某些内科疾病如肺炎、胸膜炎、心肌梗死等可导致上腹部牵涉性痛;急性胃肠炎、铅中毒、糖尿病酮症、尿毒症、腹型癫痫、腹型过敏性紫癜等可致痉挛性腹痛。①常伴有发热、咳嗽、胸闷、胸痛、气促、心悸、心律失常、呕吐、腹泻等症状。但一般先出现发热或呕吐,然后才腹痛,或呕吐、腹痛同时发生。②腹痛或压痛部位不固定,程度均较轻,无明显的腹肌紧张。③查体以及化验、X 线、心电图等检查可明确疾病诊断。

2.妇科腹痛特点:①以下腹部或盆腔内疼痛为主。②常伴有白带增多、阴道流血,或有停经史、月经不规则,或与月经周期有关。如育龄妇女月经周期前半期可发生卵巢滤泡破裂出血;后半期可发生黄体破裂出血;有停经史者,可能有异位妊娠破裂出血;急性盆腔炎者可有发热、白带多;卵巢囊肿蒂扭转者可有腹部肿块史,突发局部剧痛。③妇科检查可明确疾病的诊断。

3.外科腹痛特点:①一般先有腹痛,然后出现发热等伴随症状。②腹痛或压痛部位较固定,程度重。③常出现腹膜刺激征,甚至休克。④可伴有腹部肿块或其他外科体征及辅助检查表现。

4.常见外科急腹症的临床特点

(1)炎症性病变:①一般起病缓慢,腹痛由轻至重,呈持续性。②体温升高,血白细胞及中性粒细胞增高。③有固定的压痛点,可伴有反跳痛和肌紧张。根据腹痛部位和性质,并结合病史和其他表现及辅助检查等可明确诊断。

(2)穿孔性病变:①腹痛突然,呈刀割样持续性剧痛。②迅速出现腹膜刺激征,容易波及全腹,但病变处最为显著。③有气腹表现,如肝浊音界缩小或消失,X 线检查见膈下游离气体。④有移动性浊音,肠鸣音消失。依据病史,选择腹腔穿刺等有助于诊断。

(3)出血性病变:①多在外伤后迅速发生,见于肝癌破裂出血。②以失血表现为主,常导致失血性休克,可有不同程度的腹膜刺激征。③腹腔积血在 500ml 以上时可叩出移动性浊音。④腹腔穿刺可抽出不凝固性血液,必要时给予腹腔灌洗(用于外伤出血)等检查将有助于诊断。

(4)**梗阻性病变**:①起病较急,以阵发性绞痛为主。②发病初期多无腹膜刺激征。③结合其他伴随症状(如呕吐、大便改变、黄疸、血尿等)和体征,以及有关辅助检查,将有助于对肠绞痛、胆绞痛、肾绞痛的病情诊断和估计。

(5)**绞窄性病变**:①病情发展迅速,常呈持续性腹痛阵发性加重或持续性剧痛。②容易出现腹膜刺激征或休克。③可有黏液血便或腹部局限性固定性浊音等特征表现。④根据病史、腹痛部位、化验及其他辅助检查可明确诊断。

六、治疗要点

了解病人以前的疾病史或手术史,既可排除已根除性疾病,又对本次腹痛诊断治疗有帮助。如胆囊切除术后可排除胆囊结石和胆囊炎;消化性溃疡穿孔常有溃疡病史;粘连性肠梗阻多有腹部手术史等。

七、护理措施

1. **严密观察病情**:定时观察生命体征、腹部症状和体征、有无伴随症状,动态观察实验室检查结果。详细记录液体出入量,注意有无脱水等体液紊乱或休克表现。

2. **体位**:一般情况良好者或病情允许时,宜取半卧位;有大出血休克体征者取平卧位。

3. **禁饮食**:严格要求病人做到禁饮食。

4. **胃肠减压**:根据病情或医嘱决定是否施行胃肠减压。

5. **"四禁"**:外科急腹症病人在没有明确诊断前,应严格执行"四禁",即:禁用吗啡类止痛剂、禁饮食、禁服泻药、禁止灌肠。

6. **输液或输血**:立即建立静脉输液通道,必要时输血或血浆等。

7. **抗感染**:遵医嘱给予抗生素及甲硝唑。

8. **疼痛护理**:一般可给予针刺止痛。但在病情观察期间应慎用止痛剂;对诊断明确的单纯性胆绞痛、肾绞痛等可给予解痉剂和镇痛剂;凡诊断不明或治疗方案未确定的急腹症病人应禁用吗啡、哌替啶类麻醉性镇痛药,以免掩盖病情;对已决定手术的病人,可以适当使用镇痛药,以减轻其痛苦。

9. **必要的术前准备**:及时做好药物过敏试验、配血、备皮、有关常规实验室检查或器官功能检查等,以备应急手术。

八、健康教育

1. 形成良好的饮食和卫生习惯。

2. 保持清洁均衡的膳食。

3. 避免引起急腹症的各种诱因。

4. 术后应早期下床活动,预防肠粘连的发生。

第三章 呼吸系统疾病病人的护理

第一节 气胸病人的护理

胸膜腔内积气，称为气胸，在胸部损伤中，气胸的发生率仅次于肋骨骨折。

一、病因病理

1.闭合性气胸：气胸形成后，伤口自行闭合，不再继续漏气，肺萎陷的程度与胸内压改变相一致，气胸趋于稳定。

2.开放性气胸：气体经胸壁伤口随呼吸自由出入胸膜腔，胸内压等于大气压，伤侧肺完全萎陷，纵隔向健侧移位，伴纵隔扑动，影响静脉血液回流，最终引起呼吸和循环障碍。

3.张力性气胸：由于气管、支气管或肺损伤裂口呈活瓣状，空气只能进入胸膜腔而不能排出，胸膜腔内压力逐渐升高，甚至超过大气压。导致患侧肺严重萎陷，纵隔向健侧移位，健侧肺受压，产生呼吸、循环功能障碍。高压气体经支气管、气管周围疏松结缔组织或壁胸膜裂伤处，进入纵隔及面、颈、胸部皮下形成皮下气肿。

二、临床表现

1.闭合性气胸：胸膜腔少量积气、肺萎陷30％以下者，多无明显症状。大量积气、肺萎陷超过30％以上者常有明显的呼吸困难，气管向健侧移位，伤侧胸部叩诊呈鼓音，呼吸音减弱或消失。

2.开放性气胸：病人有明显的呼吸困难、发绀，甚至休克。胸壁伤处能听到空气出入胸膜腔的声音。伤侧胸部叩诊呈鼓音，纵隔向健侧移位（气管健移），听诊呼吸音消失。

3.张力性气胸：表现为进行性或极度呼吸困难、发绀、大汗淋漓、意识障碍等。查体可见气管向健侧偏移，伤侧胸部饱满，常触及皮下气肿，叩诊呈鼓音，听诊呼吸音消失。

三、辅助检查

胸部X线检查可显示不同程度的肺萎缩和胸膜腔积气征象；还可见气管、心脏向健侧移位，胸膜腔穿刺可抽出气体。

四、治疗要点

1.闭合性气胸：少量积气肺被压缩小于30％者无须特殊处理；一般在1～2周内自行吸收，大量气胸肺被压缩大于30％以上者应行胸膜腔穿刺，抽尽积气。穿刺点选在患侧锁骨中线第2肋间隙。

2.开放性气胸：急救要点是立即在深呼气末封闭伤口，将开放性气胸变为闭合性气胸。紧急时利用手边任何物品，如衣服或手掌紧密封住伤口。到达医院后，应吸氧、补充血容量、清创缝合胸壁伤口、闭式胸膜腔引流、应用抗生素预防感染等治疗措施。如有胸内器官损伤或进行性出血，需开胸探查。

3.张力性气胸：是一种危急重症，要立即进行胸膜腔排气减压。可用一个或几个粗针头，在伤侧锁骨中线第2肋间刺入胸腔。于插入针头的接头处绑缚一个橡胶手套处，将指套顶端剪1cm开口，可起到活瓣作用，防止气体进入胸膜腔。送达医院后采取闭式胸膜腔引流，必要时进行剖胸探查术。

第二节　血胸病人的护理

胸部损伤后引起胸膜腔积血为血胸。血胸可以单独存在,也可与气胸同时存在,称为血气胸。

一、病因病理

外伤引起多见,积血来自肺组织裂伤,胸壁肋间动、静脉或胸廓内动、静脉破裂出血,心脏或出入心脏的大血管的破裂。

大量失血可致病人休克而死亡。胸膜腔内积血,因心肺和膈肌运动起着去纤维蛋白作用而不凝固,但如短期内大出血或血胸时间较长,胸腔内积血可凝固,称凝固性血胸,机化后称机化性血胸,如继发感染则形成脓胸。

二、临床表现

少量血胸(成人<500ml),无明显症状,中等量(500～1 000ml)和大量血胸(>1 000ml),表现为失血性休克和胸腔积液体征,出现脉搏细弱、血压下降、面色苍白、呼吸急促,气管向健侧移位,叩诊呈移动性浊音。

三、辅助检查

X线检查可见胸腔积液,纵隔向健侧移位,血气胸时可见液平面。胸腔穿刺抽出不凝固血液,即可明确诊断。

四、治疗要点

小量血胸无需特殊治疗,可自行吸收;中、大量血胸行闭式胸膜腔引流为宜,如开始引流出1 000～1 500ml,或随后每小时引流量超过200ml,观察治疗3小时以上,引流血量不减,均应认为是进行性血胸,应考虑手术治疗。对凝固性或机化性血胸,应在病情稳定后采取手术治疗。

五、血、气胸病人的护理

(一)急救处理

1.连枷胸:在深呼气末用敷料加压包扎患处胸壁,制止反常呼吸。

2.开放性气胸:立即在深呼气末封闭胸壁伤口。

3.闭合性气胸积气量多者或张力性气胸:于患侧锁骨中线第2肋间穿刺抽气减压或胸膜腔闭式引流。

(二)维持呼吸道通畅

1.保持呼吸道通畅,清洁口腔,防止舌后坠。

2.鼓励有效咳嗽排痰,痰液黏稠不易咳出时,应用祛痰药以及超声雾化吸入,必要时行导管吸痰。

3.病情稳定后取半卧位。

4.协助病人咳嗽排痰,帮助病人做深呼吸运动。协助病人翻身、扶坐、拍背,以减少肺部并发症的发生。

5.吸氧。

6.必要时行气管切开,应用呼吸机辅助呼吸。

(三)病情观察

严密观察生命体征及呼吸循环功能,如经补充血容量休克仍不见好转,应考虑进行性血胸的存在,进行剖胸探查。

（四）胸膜腔闭式引流病人的护理

1.原理和目的:是根据胸膜腔的生理特点设计的,借助于装置中水封瓶液体,使胸膜腔与外界隔离,又可引流胸膜腔内的气体、液体,恢复和保持胸膜腔内负压,使肺恢复膨胀状态,消除残腔,还可维持气体的交换作用,维持纵隔的正常位置,促使静脉血向心回流,是治疗血、气、脓胸的重要措施。

2.装置:由导管和水封瓶两部分组成。

3.护理及注意事项

（1）装置衔接完善:按无菌操作法安装引流装置,检查是否密封通畅,防漏气与滑脱。注意胸腔导管安放位置,排气时导管位置在患侧第2肋间锁骨中线上,引流液体时导管置于患侧第6、8肋间腋中线或腋后线上,脓液引流置管于脓腔最低位,胸腔导管应与水封瓶的长玻璃管相连,长玻璃管应置于水封瓶液面下3～4cm。

（2）保持引流通畅:血压平稳取半卧位;鼓励病人咳嗽与深呼吸;水封瓶液面低于引流管胸腔出口平面60cm,防引流管折叠受压,不宜用生理盐水冲洗以免胸膜腔内感染。

（3）妥善固定:引流管固定前须留足长度,引流管长约1m;搬动或下床活动防衔接脱落;一旦胸腔导管脱落须用手指捏闭引流伤口创缘,继而用凡士林纱布、厚纱布及胶布封闭引流口;若不慎引流管接头处分离,则马上用止血钳夹闭引流管近端。

（4）密切观察病情:①观察水柱波动:长玻璃管内水柱随呼吸波动,是该装置通畅的标志,若无波动则看有无呼吸困难,无呼吸困难为正常;有呼吸困难意味着可能堵管。②观察气体排出:胸腔内积气,有气泡排出;若无气泡排出,有可能肺已复张,但若大量积气经负压吸引无气体排出,则检查装置有无故障。③观察引流液性状、引流量、引流速度、出血情况等,并做记录。正常引流液颜色由深至浅,每日定时更换水封瓶,两把止血钳夹闭引流管近端,检查无误后开放。

（5）术后24～48小时可拔管:指征是引流管无气体、液体排出,X线胸透肺膨胀良好,病人无呼吸困难,听诊呼吸音清晰。拔管时令病人深吸气后屏气,迅速拔除引流管,然后立即用凡士林纱布和无菌纱布封闭伤口,拔管后24小时,观察病人有无胸闷、呼吸困难,伤口有无渗液、出血或漏气、皮下气肿等。若发现异常应及时处理。

第四章　皮肤和皮下组织疾病病人的护理

第一节　疖和痈病人的护理

一、疖

疖是皮肤单个毛囊及其所属皮脂腺的急性化脓性感染。好发于头、面、颈、腋、会阴等毛囊丰富部位。常见的致病菌是金黄色葡萄球菌。

（一）病因

皮肤不清洁或经常受到摩擦、刺激以及全身或局部抵抗力下降时，毛囊内的细菌可生长繁殖，造成感染。多与个人卫生搞不好有关。

（二）临床表现

在临床上不同的时期出现四种表现：①红结：病初为局部的红、肿、热、痛的小硬结；②脓头：红结逐渐变大而中心为锥形隆起，继之顶部形成小脓栓，即脓头；③溃疡：脓栓脱落脓液排出形成小的溃疡；④愈合：溃疡的形成使炎症得到引流，逐渐消退而自愈。

疖一般无全身症状，位于面部危险三角区的疖易导致颅内海绵状静脉窦炎，尤其被挤压或处理不当时更易发生，出现后病人表现为眼结膜充血、水肿、眼球突出、瞳孔散大、头痛、寒战、高热、恶心、呕吐、昏迷等，死亡率较高，应引起高度重视。

（三）治疗要点

早期热敷、理疗，可外敷鱼石脂软膏，后期出现波动感时，提示有脓肿形成，可切开引流。疖不可挤压，以免引起扩散。危险三角区的疖的治疗要注意休息、少说话，全身应用抗生素，慎重进行引流。

二、痈

痈是多个相邻的毛囊和皮脂腺同时发生的急性化脓性感染。可由一个疖扩散或相邻的多个疖融合而成。好发于上唇、颈后和肩背部。由金黄色葡萄球菌引起。

（一）病因

同疖的病因。常见于成年人。糖尿病病人发生率较高。

（二）临床表现

在临床上常表现为：①初期出现紫红色的肿块：因发炎的毛囊较多，局部形成一片稍隆起的紫红色炎性浸润区、质硬，称为紫红色的肿块。②中期出现蜂窝状脓头：炎症中心处多数毛囊形成白色的脓栓，形似蜂窝。③晚期出现火山口样溃疡：脓栓脱落并大片组织的坏死，中心处即形成火山口状的炎性破溃疮口。④全身症状：多数病人有寒战、高热等全身表现，血象升高。唇痈易引起颅内海面状静脉窦的感染。

（三）治疗要点

全身治疗应用抗生素及支持疗法；局部初期可热敷、理疗，局部坏死组织多、破溃，伴有明显的全身症状应手术治疗，采取"＋"或"＋＋"状切口切开清除全部脓液和坏死组织。

第二节　急性蜂窝织炎病人的护理

急性蜂窝织炎是皮下、筋膜下肌间隙或深部疏松结缔组织的急性化脓性感染，可由局部感染灶扩散或由局部外伤引起。常见致病菌为<u>溶血性链球菌</u>,其次为金黄色葡萄球菌。

一、病因

急性炎症多为皮肤或软组织损伤后感染引起,也可由局部原发感染病灶直接蔓延或经淋巴、血液循环传播而发生。

二、临床表现

局部:红、肿、热、痛明显,多为紫红,界限不清,伤口部位较重。全身:有明显的中毒症状。血象:白细胞及中性粒细胞升高。

三、治疗要点

全身应用抗生素和支持疗法,局部早期制动、热敷、外敷药物等。切开时多采用多个小切口似网眼状引流,筋膜有坏死的要给以清除,中心部位有脓肿的要给以引流。加强换药。对口底、颌下和颈部的蜂窝织炎应尽早切开引流以免引起窒息。

第三节 急性淋巴管炎和淋巴结炎病人的护理

<u>急性淋巴管炎指致病菌经破损的皮肤、黏膜,或其他感染灶侵入淋巴管,引起的淋巴管及其周围组织的急性炎症。急性淋巴管炎波及到所属淋巴结时,即为急性淋巴结炎。</u>

一、病因

急性淋巴管炎和淋巴结炎的病因相同,细菌来源于口腔部炎症、足癣和各种皮肤、皮下的化脓性感染,常见的细菌为乙型溶血性链球菌、金黄色葡萄球菌等。

二、临床表现

1.网状淋巴管炎:又称为丹毒,常见致病菌为β溶血性链球菌,<u>起病急,一开始就出现全身症状,皮肤表现是鲜红色片状红疹,略隆起,中央较淡,边界清楚</u>。局部有烧灼样疼痛,红肿范围向外扩展较快。如下肢丹毒可引起淋巴水肿,甚至发展为"象皮肿"。

2.管状淋巴管炎:常见于下肢,因足癣引起。以皮下浅筋膜为界,分为浅、深淋巴管炎,浅的急性淋巴管炎表现为表皮下一条或多条红线,中医称为红丝疔。

3.急性淋巴结炎:多见于颈部、腋窝、腹股沟等处的淋巴结肿大、疼痛和触痛,多数是浅表淋管炎引起,治疗不及时的可以出现多处肿大甚至形成脓肿。患者常有全身不适、寒战、发热、头痛、乏力、食欲不振等。

三、治疗要点

1.局部:主要治疗原发病灶。使感染病灶充分引流,淋巴管及淋巴结的炎症才能好转。

2.全身:要及时使用抗生素。常用青霉素和甲硝唑或替硝唑。

第四节 手部急性化脓性感染病人的护理

常见的手部急性化脓性感染包括甲沟炎、指头炎、腱鞘炎、滑囊炎和掌深部间隙感染,多由手部轻微外伤,如擦伤、刺伤、切割伤、剪指甲过深和逆剥皮刺等引起。由于手部解剖的特殊性,手部感染的临床表现与其他部位比较有很多的特点:

1.由于掌面皮肤厚,皮下脓肿容易向手背蔓延,形成"哑铃状脓肿",仅切开表皮难以达到充分引流。

2.掌面皮下组织有若干个相对封闭的腔隙,腔内化脓性感染时难以向周围扩散,故皮下组织内的压力较高,导致剧烈疼痛。感染侵入深部组织,导致腱鞘炎、滑囊炎和骨髓炎,后期引起组织粘连,影响手的功能。

3.手部的淋巴液回流均经手背淋巴管输送,因此,手掌部的感染易引起手背的水肿,易误诊为手背的感染。

4.手掌面的腱鞘、滑液囊、掌面的间隙及前臂肌间隙相互沟通,因此,手掌面的感染容易向全手、前臂扩散。

5.手部的神经末梢丰富,组织结构致密,感染后局部组织内张力较高,疼痛剧烈。

6.拇指和小指的腱鞘、桡侧和尺侧的滑囊四个间隙的炎症可以相互扩散;2、3、4指的腱鞘发炎时常局限于各自的腱鞘内,也可以扩散到手掌部深间隙,但不引起桡侧和尺侧的滑囊炎。

附 甲沟炎和脓性指头炎

1.病因

(1)甲沟炎:是指甲沟或周围组织的化脓性感染。可由轻微外伤或撕倒刺等引起,多由金黄色葡萄球菌引起。

(2)指头炎:是手指末节掌面皮下组织的感染。可由手指外伤、甲沟炎等原因引起。

2.临床表现

(1)甲沟炎:表现为甲沟一侧皮肤红、肿、热、痛,并可蔓延到甲根或对侧,形成半环状脓肿,治疗不及时可以发展成脓性指头炎和指骨骨髓炎。

(2)指头炎:早期表现为指尖发红、轻度肿胀、针刺样疼痛,继之肿胀加重,出现剧烈跳痛(搏动性疼痛),肢体下垂时疼痛加重,同时出现全身中毒症状,如处理不当晚期可引起指骨坏死性骨髓炎。

3.治疗要点

(1)甲沟炎:脓肿形成后切开引流,甲下脓肿应拔甲以免感染向深处蔓延,拔甲时要避免损伤甲床。

(2)指头炎:应及早切开减压以免引起指骨坏死和骨髓炎,不可等待脓肿成熟时手术。

4.护理

(1)缓解疼痛

1)患指制动抬高:抬高并制动患指,以促进静脉血流减轻炎症出血、水肿、疼痛。

2)促进创面愈合:换药时动作要轻柔,尽量避免疼痛。

(2)控制感染,维持正常体温。

1)严密观察体温、脉搏。

2)局部护理:未形成脓肿者,按医嘱给予热敷、理疗、外敷中药等,以促进炎症消退。脓肿切开引流者,应保持引流通畅,及时换药观察。按医嘱及时、合理地使用抗生素。

(3)观察预防指骨坏死:观察患指的局部症状,注意有无指头剧烈疼痛突然减轻,皮色由红转白等指骨坏死的征象。

(4)健康指导:保持手部清洁,剪指甲不宜过短。加强劳动保护,预防手损伤。重视手部任何微小的外伤,并及时就诊,正确地处理。

第五章　泌尿生殖系统疾病病人的护理

第一节　泌尿系统的解剖生理、常见症状及诊疗操作护理

泌尿系统包括双侧肾脏、双侧输尿管、膀胱及尿道。肾的主要功能是生成尿液,排泄代谢产物,调节水、电解质和酸碱平衡,维持机体内环境的稳定;还具有内分泌功能,可产生多种激素和生物活性物质。

一、泌尿系统的解剖生理

(一)肾

肾脏位于腰部脊柱两侧,上腹部后腹膜的后方,紧贴于后腹壁,左肾约平第 11 胸椎至第 3 腰椎,右肾比左肾低 1~2cm,肾脏的位置可以因体型、性别、年龄而异。成人肾脏长 11cm,宽 6cm,厚 4cm,重 115~135g,可分为上下两极、内外两缘和前后两面。

肾脏外形像一个巨大的蚕豆,内缘凹陷处构成肾门,是肾动脉、肾静脉、输尿管、神经及淋巴管出入的门户。出入肾门的这些组织总称肾蒂,肾门处形成的间隙叫肾窦,有脂肪组织填充。肾脏表面被覆一层较坚韧的薄膜,由纤维组织构成,叫做肾周脂肪囊。包绕在肾周围脂肪囊外的是一层坚韧的结缔组织形成的筋膜,叫肾周筋膜,从剖面看,肾脏又分实质部分及管腔部分,实质又可以分为皮质及髓质。皮质部位于肾脏的周边,约占肾实质的 1/3;皮质内有肾小体、肾小管;肾小体由肾小球和包绕在它表面的肾小囊构成。肾小体内有入球动脉,再通过肾近曲小管、髓袢、远曲小管逐渐浓缩,最后通过集合管及乳头管,进入肾盏。髓质部位于皮质之内层,约占肾实质的 2/3,主要由 8~15 个肾锥体构成。肾锥体底部突向肾皮质,尖部呈钝圆形突入肾小盏,成为肾乳头。肾锥体之间狭长的间隙,是皮质插入髓质的部分,叫肾柱,是血管分支走行的通路。肾乳头部有许多小孔,是乳头管和集合管的开口,肾乳头突向肾集合系统的腔内,肾集合部由肾小盏、肾大盏及肾盂组成,与肾乳头相接的肾小盏 2~4 个集合成为一个肾大盏,肾大盏一般有 2~4 个,肾大盏最后汇集成为一个较大的腔称肾盂;肾盏颈部及肾盂外层有平滑肌组织,可以调节尿液的排出。

(二)输尿管

肾盂向内下方逐渐变细,移动为输尿管,输尿管走行在腹腔及盆腔后腹膜之后,进入盆腔后与膀胱相通,全长 25~30cm,直径 0.4~0.7cm。输尿管质地较坚韧,具有一定的收缩与扩张性,当有结石随尿液进入输尿管时,可以引起输尿管痉挛性的收缩而导致肾绞痛症状。输尿管有 3 处生理性狭窄,上部在肾盂输尿管交界处,中部在输尿管跨越髂血管进入骨盆处,下部在输尿管入膀胱处,输尿管结石易滞留于生理性狭窄部位。

(三)膀胱

膀胱是一个贮存尿液及排泄尿液的器官,容量为 400~500ml,位于盆腔前部,属于腹膜外器官,其形态及位置随膀胱容量而变异,并与年龄有密切关系。

(四)尿道

膀胱下方开口于尿道,男性尿道长约 20cm,周径最窄处 21~27mm,最宽处 47mm,从内向外分前列腺部(周围包绕着前列腺组织)、膜部、球部及阴茎海绵体部 4 个部分,最后开口

于尿道外口;女性尿道长 3.5~5.5cm,直径 9~10mm。女性尿道在尿生殖膈以上部分,称尿道近段,约占尿道全长的 2/3,尿生殖膈以下部分,称尿道远段。女性尿道直接开口于前庭。

二、泌尿系统疾病常见症状及其护理

(一)排尿异常

1.尿频:排尿次数明显增多,尤其夜尿次数增多更是异常。正常人白天 4~6 次,夜间 0~1 次,尿频可由炎症、精神因素、饮水、利尿剂、糖尿病等引起。

2.尿急:尿意急迫而难以控制,一般尿量少。

3.尿痛:排尿时的疼痛感,呈烧灼感,与膀胱、尿道、前列腺感染有关(尿频、尿急、尿痛称为膀胱刺激征)。

4.排尿困难:膀胱内尿液排出不畅,表现为排尿费力、延迟、射程变短、尿线变细、中断甚至点滴状、排尿时间延长等,多为膀胱以下尿路梗阻所致。

5.尿潴留:膀胱内充满尿液不能自行排出。可分为急性和慢性。

6.尿瘘:尿液经不正常通道自行流出。

7.尿失禁:膀胱内尿液不受主观控制而自尿道流出。

(1)真性尿失禁:由于膀胱或尿道括约肌失去收缩功能引起。

(2)充盈性尿失禁或称假性尿失禁:如膀胱内充满尿液,过度充盈使尿液不断溢出。

(3)压力性尿失禁:由于膀胱松弛,膀胱尿道括约肌张力减低,当腹压增加时,尿液不随意地流出。

(4)急迫性尿失禁:严重的尿频、尿急而膀胱不受意识控制,常见于膀胱炎和不稳定膀胱。

(二)尿液异常

1.血尿:即尿内含有红细胞者。分镜下血尿(红细胞>3 个/高倍视野)和肉眼血尿。

(1)肉眼血尿:为肉眼能见到血色的尿,常为泌尿系肿瘤、炎症、损伤、结石等引起。

(2)镜下血尿:借助显微镜见到尿液中含有红细胞,常由泌尿系炎症、损伤、结石及肾下垂引起。

2.脓尿:脓细胞>3 个/高倍视野,常见于泌尿生殖系感染。

3.晶体尿:尿中有机物或无机物呈过饱和状态,或因 pH 值改变而沉淀形成。

4.乳糜尿:尿中含有乳糜或淋巴液,呈乳白色。

5.少尿或无尿:尿量<400ml/d 为少尿,<100ml/d 为无尿,常由肾功能障碍引起。

三、诊疗操作及护理

(一)尿三杯试验

在不中断排尿的情况下,将尿分段留在 3 个容器中,分别镜检,用于判断病变部位:

1.初血尿:第 1 杯变化明显,提示病变在前尿道。

2.终末血尿:第 3 杯变化明显,提示病变在后尿道、膀胱颈部或膀胱三角区。

3.全血尿:如 3 杯变化均类似,提示病变在膀胱及膀胱以上。

(二)膀胱镜检查

是泌尿外科最重要的内镜诊疗方法,用途有:

1.诊断和治疗膀胱内病变。

2.经膀胱镜做输尿管插管,收集两侧肾脏的尿,做两侧肾功能测定,或行逆行肾盂造影。有尿道狭窄、尿路急性炎症、膀胱容量<50ml、心脑血管疾病患者不宜做膀胱镜检查。

（三）X线检查与护理

1.腹部平片(KUB平片):可观察泌尿系有无不透光结石、显示肾轮廓腰大肌阴影。摄片前常规肠道准备:摄片前2~3天禁用铋剂、硫酸钡等不透X线的药物,摄片前1天食少渣饮食,术前晚服缓泻剂,术日晨禁食并排便,也可灌肠。

2.静脉肾盂造影(IVP):造影剂为泛影葡胺,经静脉注入通过肾排泄,又称排泄性尿路造影。术前限制饮水12小时,常规肠道准备,做碘过敏试验,检查前排空尿液,检查中要密切观察病人有无过敏反应,如有恶心、呕吐、胸闷、眩晕、心悸,应立即停止注药,皮下注射0.1％肾上腺素1ml,吸氧。年老体弱病人在检查中出现虚脱现象时,应暂停检查做相应处理。一般情况下,对碘过敏、肝肾功能严重障碍、心血管功能不全、甲亢、妊娠及全身极度衰竭者忌做该项检查。

3.逆行性肾盂造影:经膀胱镜做输尿管插管,将造影剂(20％泛影葡胺)分别注入两侧输尿管、肾盂、肾盏,使其显影。术前常规肠道准备,禁饮食,除有过敏史者外,不必常规做碘过敏试验。

（四）B超检查

为无创检查,用于检查肾、膀胱、前列腺等,可测残余尿及前列腺大小等。

（五）尿道探子

以18~20F为首选,用F作计量单位,21F表示其直径是7mm,周径是21mm。

四、膀胱冲洗护理

膀胱冲洗可分密封式(输液瓶)冲洗法和开放式(膀胱冲洗器)冲洗法两种。冲洗注意点:

1.冲洗液按病情选用0.02％呋喃西林、0.02％依沙吖啶(雷佛奴尔)、3％硼酸、0.9％氯化钠溶液。

2.水温35~37℃,如膀胱内出血宜用冷冲洗液。

3.次数一般每天3~4次,每次冲洗液量不超过100ml,但膀胱手术后每次注入量不超过50ml。

4.冲洗时应观察病人反应,如发现有鲜血或感到剧痛、回流量少于注入液量时应停止冲洗,并及时报告医师。

5.记录每次冲洗所需用液量。

6.密闭式冲洗法时,输液瓶高于病人骨盆1m左右,每分钟60滴,注入量每次<100ml,每次反复冲洗3~4次。

五、泌尿外科各种引流导管的护理

其共同点有:

1.妥善固定。

2.保持无菌,定时更换引流管及引流瓶。冲洗时应严格无菌操作。

3.保持引流通畅,必要时间歇或持续冲洗,避免引流管过长或扭曲。

4.观察引流物的量、性状、色泽,并及时记录。

5.拔除。拔除指征、时间和方法。

第二节　泌尿系结石病人的护理

一、病因病理

1. 流行病学因素：包括年龄、性别、职业、饮食成分和结构、饮水量、气候、代谢、遗传等因素影响结石的形成。

2. 尿液因素：形成结石物质排出过多，如尿钙排出增加；尿 pH 改变；尿液浓缩等。

3. 泌尿系局部因素：尿液淤滞、尿路感染、尿路异物。

二、临床表现

1. 疼痛：突出症状为肾绞痛，表现为突发的阵发性剧痛，放射至同侧下腹、外生殖器或大腿内侧。

2. 血尿：病人活动或肾绞痛后出现血尿，以镜下血尿多见。

3. 其他症状：可继发感染出现寒战、高热等全身症状，也可引起肾积水。肾盂内较大结石，活动度小，可仅有腰部隐痛，双侧上尿路完全梗阻时可导致无尿，出现尿毒症。

三、辅助检查

1. 实验室检查：包括尿液检查、肾功能测定。

2. 影像学检查：包括 X 线检查、B 超、排泄性尿路造影、逆行肾盂造影等。

四、治疗要点

1. 非手术治疗：直径＜1cm，或年老体弱不宜手术者，可用保守疗法，包括止痛、大量饮水、防止感染、调节尿 pH、调节饮食和药物治疗。

2. 体外冲击波碎石（ESWL）：适用于多数人，疗效好，最适于＜2.5cm 的结石。

3. 手术治疗：采取手术方法取出结石。

五、护理措施

1. 非手术治疗

(1) 大量饮水，每日饮水量 3 000ml 以上，每日尿量尽可能维持在 3 000ml。

(2) 饮食调节。

(3) 调节尿 pH 值。

(4) 应用排石药物。

(5) 遵医嘱应用抗生素。

(6) 肾绞痛的病人，应嘱其卧床休息，肌肉放松减轻疼痛。遵医嘱给予解痉止痛药物。

(7) 观察排尿情况及尿液性状，注意碎石排出情况，宜用过滤网过滤尿液。

2. 手术治疗

(1) 手术前护理：按医嘱给抗生素控制感染。输尿管切开取石的病人，术前 1 小时摄腹平片，最后结石定位。

(2) 手术护理：注意伤口及引流管的护理，肾盂造瘘者，不常规冲洗，以免引起感染。必须冲洗时，严格无菌、低压冲洗，冲洗量不超过 5ml，在医师的指导下进行。肾盂造瘘管一般留置 10 天以上，拔管前先夹管 1～2 天观察无明显不适，并经肾盂造影通畅方可拔管，拔管后健侧卧位，以防漏尿。肾实质切开取石及肾部分切除的病人，应绝对卧床 2 周，防止出血。耻骨上膀胱切开取石术后，应保持切口清洁干燥，敷料被浸湿时要及时更换。

六、膀胱结石

1.临床表现:典型的症状是<u>排尿突然中断</u>,并感疼痛,放射致阴茎头部和远端尿道,伴排尿困难和膀胱刺激征。

2.辅助检查:X线平片、B超、膀胱镜检查。

3.治疗要点:较小的结石可服用中药促进排石、激光、超声碎石,巨大结石者可采用耻骨上膀胱切开取石术,并根据病情做膀胱造瘘术。

七、尿道结石

1.<u>临床表现主要症状是会阴部剧烈疼痛后出现排尿困难</u>,甚至呈点滴状伴尿痛和血尿,可发生急性尿潴留,前尿道结石可沿尿道扪及。

2.辅助检查:X线平片、B超、膀胱镜检查。

3.治疗要点:前尿道结石用钳夹或用镊子夹出,若夹出困难可将结石推入膀胱,按膀胱结石治疗。

第三节　泌尿系损伤病人的护理

一、肾损伤

(一)病因病理

多由损伤引起。

1.开放性损伤。

2.闭合性损伤:根据肾损伤程度分为肾挫伤、肾部分裂伤、肾全层裂伤、肾蒂损伤。

(二)临床表现

1.休克:严重肾损伤时,因创伤和失血常发生休克,甚至危及生命。

2.血尿:出血是常见症状,常为全程血尿,肾挫伤时血尿轻微,严重裂伤可表现为大量肉眼血尿,肾蒂血管损伤可无血尿。

3.疼痛:出血或尿外渗引起患侧腰腹部疼痛,血块引起肾绞痛。

4.腰腹部肿块:血肿和尿外渗所致。

5.发热:血、尿外渗容易引起继发感染。

(三)辅助检查

1.实验室检查:血尿是诊断肾损伤的重要依据。

2.影像学检查:B超、CT检查、排泄性尿路造影。

(四)治疗要点

多数可非手术治疗,如休克不好转、血尿加重、腰部肿块继续增大者需及时手术。

(五)护理措施

1.休息:<u>绝对卧床2~4周,镜下血尿消失1周后方可允许下床活动。3个月内避免剧烈活动</u>。

2.严密监测血压、脉搏、呼吸、神志并注意病人全身症状。

3.病情观察:①动态观察血尿颜色的变化。②准确测量并记录腰腹部肿块及腹膜刺激症状。③定时检测血红蛋白和血细胞比容。④定时观察体温和血白细胞计数。

4.观察疼痛的部位及程度:尿液渗入腹腔,可出现腹膜刺激征。

5.维持水、电解质及血容量的平衡:及时输液,应用止血药物,防止休克发生。

6.有手术指征者,在抗休克同时,积极进行各项术前准备。危重病人少搬动,以免加重损伤和休克。

二、膀胱损伤

(一)病因病理

多为暴力引起骨盆骨折,骨折端刺破膀胱致膀胱破裂。

(二)临床表现

1.休克:与出血、尿外渗、感染有关。

2.腹部剧痛:与损伤、尿外渗、感染有关,腹膜内膀胱破裂可引起全腹痛及急性腹膜炎表现。

3.血尿和排尿障碍:有尿意,但不能排尿或仅排出少量血尿。

4.尿瘘:开放性膀胱破裂与体表、直肠、阴道相通时可引起尿瘘。

(三)辅助检查

1.导尿试验和注水试验。

2.X线检查:平片可见骨盆骨折。

(四)治疗要点

仅有膀胱挫伤或破裂口较小的腹膜外损伤,经持续导尿7～10天,多可自行愈合,对于病情严重的应在纠正休克后尽快手术,同时行膀胱造瘘引流尿液,尿外渗部位做多外切口引流,应用抗生素控制感染。

(五)护理措施

1.观察病情:观察生命体征、腹部表现。

2.预防感染:观察体温变化,合理应用抗生素,加强营养,鼓励病人多饮水。

3.耻骨上膀胱造瘘管护理:①妥善固定:避免挤压折叠,保持引流通畅。②观察记录24小时引流尿液的量、颜色及性状,鼓励病人多饮水。③造瘘口周围皮肤用氧化锌软膏保护。④定时低压冲洗膀胱,每次冲洗量20～50ml。⑤造瘘管一般留置7～14天,拔管前先夹管,观察能否自行排尿,一般训练膀胱排尿功能1～2天后再拔管,若排尿困难或切口处漏尿,则需延期拔管。⑥拔管后继续观察排尿情况。

三、尿道损伤

在泌尿系损伤中最常见,好发生于男性的尿道球部和膜部。

(一)病因病理

1.开放性损伤:多由弹片、锐器伤引起。

2.闭合性损伤:会阴部骑跨伤,可致尿道球部损伤,骨盆骨折可引起尿道膜部损伤。经尿道器械检查操作不当也可引起损伤。①尿道挫伤:仅有水肿和出血,可自愈。②尿道破裂:血肿和尿外渗,愈合后可引起尿道狭窄。③尿道断裂:尿道完全断裂,断端退缩、分离,血肿和尿外渗明显,可发生尿潴留。④尿外渗:尿道球部损伤时,使会阴、阴茎、阴囊和下腹壁肿胀、瘀血,处理不当可引起广泛坏死;尿道膜部损伤时,除骨折大出血外,尿外渗至耻骨后间隙和膀胱周围。

(二)临床表现

1.休克:骨盆骨折引起后尿道损伤时,因出血多及剧痛,可致休克。

2.疼痛:前尿道损伤可有排尿时疼痛加重,后尿道损伤可出现腹膜炎表现。

3.排尿困难和尿潴留:尿道挫裂伤,因疼痛引起尿道括约肌痉挛导致排尿困难,尿道完全断裂时,可发生急性尿潴留。

4.局部血肿和瘀斑:与出血和尿外渗有关。

5.尿外渗:前尿道损伤时,尿外渗到下腹部、会阴、阴茎、阴囊处,后尿道损伤尿外渗到腹膜外膀胱周围,尿外渗如不及时引流,易继发感染和组织坏死,严重者出现脓毒症。

(三)辅助检查

1.导尿检查。

2.X线检查:行骨盆摄片检查。

(四)治疗要点

除骨盆骨折合并伤应防止休克外,主要是恢复尿道连续性、引流膀胱内尿液、尿外渗部位做切开引流、损伤部位修复后定期做尿道扩张。

(五)护理措施

1.密切观察生命体征,防治休克。术后留置尿管2~3周。

2.留置导尿管期间应做好引流管的护理。

3.长期卧床为保持大便通畅,术后第3天服用缓泻药。

4.合并骨盆骨折者,应执行骨盆骨折护理常规。

5.病人拔除导尿管后,需定期做尿管扩张术。每周1次,持续1个月后逐渐延长间隔时间。

第四节　良性前列腺增生病人的护理

一、病因病理

是以排尿困难为主要临床表现的老年(50岁以上)男性常见病。

二、临床表现

1.尿频:为最早出现的症状,尤其表现在夜尿增多。

2.排尿困难:进行性排尿困难是最主要症状,可表现为排尿费力、尿线变细,甚至会呈滴状。可发展为尿潴留。

3.其他症状:可发生无痛血尿,若合并感染或结石可有膀胱刺激症状,少数病人出现腹外疝、痔疮、肾积水及肾功能不全等表现。

三、辅助检查

首选直肠指诊,并进行血、尿、肾功能检查,前列腺B超检查,尿流动力学检查等。

四、治疗要点

1.一般治疗:保持情绪稳定,保持大便通畅,忌饮酒及食用刺激性食物。

2.合理应用药物治疗。

3.手术治疗:适用于梗阻严重、反复感染,或有肾功能不全,残余尿量超过60ml者。

五、护理措施

1.术前护理

(1)饮食:嘱病人食用粗纤维、易消化食物,以防便秘;忌饮酒及辛辣食物;多饮水,严禁憋尿,以免诱发急性尿潴留。

(2)引流尿液:残余尿量多或有尿潴留致肾功能不良者,应留置导尿持续引流,改善膀胱逼尿肌和肾功能。

2.术后护理

(1)病情观察:严密观察病人意识及生命体征。

(2)固定或牵拉气囊尿管,防止移位,以免出血。三腔气囊尿管一般维持8~10小时,气囊内充液20~30ml。如术后6~10天出血,可能是组织坏死或用力解大便及久坐引起。经尿道前列腺电切术后3周也可因感冒、酗酒刺激及活动量增加而致电凝部位出血。

(3)饮食:术后6小时无恶心、呕吐,可进流质,鼓励多饮水,1~2天后无腹胀即可恢复正常饮食。

(4)膀胱冲洗:术后常规用生理盐水持续冲洗1~5天。①冲洗速度可根据尿色而定,色深则快、色浅则慢。前列腺切除术后,随着时间的延长血尿逐渐变浅,若加深说明有活动性出血,应及时通知医师。②确保冲洗管道通畅,若引流不畅应及时施行冲洗,抽吸血块,以免造成膀胱充盈、膀胱痉挛而加重出血。③准确记录冲洗量和排出量,尿量=排出量—冲洗量。

(5)膀胱痉挛的护理:膀胱痉挛多因逼尿肌不稳定、导尿管刺激、血块堵塞尿管等原因引起。膀胱痉挛可引起阵发性剧痛,诱发出血。此时应嘱病人做深呼吸,以放松腹部肌肉张力。术后留置硬脊膜外麻醉导管,按需定时注射小剂量吗啡有良好效果。严重者遵医嘱给予解痉药物。

(6)术后并发症的预防和护理:①避免腹压增高及便秘,术后1周内禁止灌肠或肛管排气,以免造成前列腺窝出血;②加强病人的活动指导,以防止静脉血栓和栓塞的发生;③一旦出现膀胱痉挛应给予积极的治疗和护理。

第五节 急性乳腺炎病人的护理

一、病因

1.乳汁淤积:此为发病的重要原因。乳汁是理想的培养基,乳汁淤积利于入侵的细菌生长繁殖。乳汁淤积的原因是乳头发育不良妨碍哺乳,乳汁过多或婴儿吸乳少而不能完全排空。

2.细菌入侵:主要为金黄色葡萄球菌,少数为链球菌。乳头破损或皲裂,使细菌沿淋巴管入侵是感染的主要途径。

二、临床表现

多发于产后哺乳期的初产妇,多发于产后的3~4周。

1.局部表现:初期乳房红、肿、热、痛。若病情发展症状加重,并形成脓肿,有压痛,触及波动感,穿刺可抽出脓液。腋窝淋巴结肿大、疼痛。

2.全身表现:高热、寒战,食欲不振,脉搏加快,全身不适。

三、辅助检查

1.血常规检查:可见白细胞计数及中性粒细胞比例增高。

2.B超:初期无明显变化,晚期可有脓腔形成。

3.脓肿穿刺。

四、治疗要点

1.脓肿未形成期的治疗

（1）患侧乳房暂停哺乳，以免影响婴儿健康；同时采取措施促使乳汁通畅排出（如用吸乳器吸出乳汁等），去除乳汁淤积因素。

（2）局部理疗、热敷，有利于炎症早期消散；水肿明显者可用 25％的硫酸镁湿热敷。

（3）局部封闭，可促使早期炎症消散。

（4）全身抗感染，应用抗生素（头孢菌素类、氧氟沙星、甲硝唑）。

2.脓肿形成期的治疗：治疗原则是及时切开引流，排出积脓。为避免损伤乳管而形成乳瘘，手术切口应选择以乳头为中心的放射状切口。

五、护理措施

1.一般护理：适当休息，注意个人卫生；给予高热量、高蛋白、高维生素、低脂肪、易消化饮食，并注意水分的补充。

2.用乳罩托起肿大的乳房，以减轻疼痛，有利于血液循环，控制炎症发展。

3.消除乳汁淤积：可用吸乳器抽吸，或用手、梳子背沿乳管方向加压按摩，使乳管通畅。

4.局部热敷：每次 20～30 分钟，每天 3～4 次，促进血液循环，利于炎症消散。

5.病情观察：定时测体温、脉搏、呼吸，了解白细胞计数及分类有无升高，注意用药反应，高热病人可给予物理降温。

6.术后护理：保持引流通畅，注意手术部位的清洁等。

7.预防

（1）避免乳汁淤积：养成良好的哺乳习惯：定时哺乳，每次哺乳时应将乳汁吸净，婴儿不含乳头睡眠。

（2）防止乳头破损：在妊娠后期，每日用温水擦洗乳头；用手指按摩乳头。

（3）保持乳头清洁，防止细菌侵入：妊娠期应经常用肥皂水及温水清洗两侧乳头；妊娠后期每日清洗；哺乳前后应清洗乳头，并应注意婴儿口腔卫生；如有乳头破损，应停止哺乳，定期排空乳汁，局部涂抗生素软膏，待伤口愈合后再哺乳。

（4）矫正乳头内陷：妊娠后期应每日挤捏、提拉乳头，多数乳头内陷者可以纠正，哺乳时有利于婴儿吸吮，防止乳汁淤积。

第六章 损伤、中毒病人的护理

第一节 损伤病人的护理

一、病因与发病机制

致伤因素作用于人体,引起组织破坏和生理功能障碍称为损伤。致伤因素包括机械性因素、物理性因素、生物性因素等。由机械性致伤因素所造成的损伤称为创伤。

二、创伤的分类

1.机械性损伤:如锐器切割、钝器打击、重物挤压、火器损伤等。根据损伤皮肤或黏膜是否完整分为闭合性损伤和开放性损伤。

(1)闭合性损伤:创伤处的皮肤或黏膜保持完整,但可合并深层组织及脏器的严重损伤,如内脏破裂和内出血。常见闭合性损伤包括:①挫伤:由钝力碰撞、挤压等所致的软组织损伤。②扭伤:关节异常扭转,造成关节囊、韧带、肌腱损失。③挤压伤:巨大重物较长时间挤压所造成,伤后出现肿胀和循环障碍,可并发休克和肾功能衰竭。④爆震伤:爆炸产生强烈的冲击波形成的高压及高速气流对胸、腹部等脏器造成的损伤,伤者体表可无明显的损伤。

(2)开放性损伤:创伤处的皮肤或黏膜已破损者。如:①擦伤:为切线动力所致的表皮损伤。②刺伤:尖锐器物插入软组织造成的损伤,伤口小而深,可伤及内脏、大血管、神经等。③切割伤:被锐利器械切割所致的损伤,伤口整齐,易引起神经、血管、肌腱断裂。④撕脱伤:由旋转外力造成大片皮肤撕脱,如头皮撕脱伤。出血多,易致休克。⑤挫裂伤:由钝力猛击,皮肤皮下组织断裂,创缘不整齐,伤口可呈放射状,组织细胞挫裂较重。⑥火器伤:枪弹或弹片等投射物击中人体所致,伤口污染严重并多有异物存留。

2.物理性损伤:如高温、冷冻、电流、激光、放射线等引起的损伤。

3.化学性损伤:强酸、强碱、毒气等造成的损伤。

4.生物性损伤:毒蛇、犬、猫、昆虫等抓咬螯所造成的损伤。

三、病理生理

创伤后机体在局部和全身可发生一系列的病理变化。局部变化是在多种细胞因子参与下所发生的创伤性炎症反应、细胞增生和组织修复过程。全身反应是受到严重创伤时,机体受刺激所引起的应激反应及代谢反应。

四、创伤的修复

1.创伤的修复分为三个阶段

(1)局部炎症反应阶段。

(2)细胞增殖分化和肉芽组织生成阶段。

(3)组织塑形阶段。

2.创伤愈合和影响愈合的因素

(1)创伤的愈合分两种类型:①一期愈合:又称原发愈合。是指创口边缘对合良好,缝合后能顺利愈合,瘢痕组织很少的伤口。伤口组织修复以原来细胞组织为主,如上皮细胞修复皮肤和黏膜、成骨细胞修复骨骼、内皮细胞修复血管等,愈合后功能良好。②二期愈合:又称瘢痕愈合。是指由较多肉芽组织填充创腔,组织修复以纤维组织为主,见于创面较大组织缺损多,创缘分离远的伤口,愈合时间长,瘢痕明显,功能欠佳。

(2)影响创伤愈合的因素:①全身因素:老年、糖尿病、结核和肿瘤等慢性疾病、营养不良或肥胖、大量使用抑制细胞增生类药物和免疫功能低下。②局部因素:创口感染(最常见)、创口内异物、局部血运障碍、创口引流不畅、局部制动不够。

五、临床表现

1.局部:疼痛、出血、肿胀、活动或功能障碍。

2.全身:发热、严重者生命体征不稳和全身炎症反应综合征。

六、辅助检查

1.实验室检查:常规检查,电解质检查,肝、肾功能检查等。

2.穿刺和导管检查。

3.影像学检查:X线、CT等。

七、治疗要点

在处理复杂伤情时,优先抢救生命,待生命体征稳定后再实施其他处理措施。

1.清创术和换药:通过对一般性污染伤口的处理使之转变成为清洁伤口并争取一期愈合。清创术应争取在伤后6~8小时内,在此时期内,细菌仅存在于创口表面,尚未形成感染,此为施行清创术的最佳时期。开放性损伤应及早清创缝合,如伤口已明显感染,则需通过换药使其尽快愈合。

清创术:是处理开放性损伤最重要、基本、有效的手段。若伤口污染极其严重,4~6小时即可变成感染伤口,清创有可能促进感染扩散;若伤口污染轻、坏死组织少(如切割伤)、局部血运丰富、早期已包扎并用抗生素,时间可适当推迟,伤后12小时仍可清创;而头皮由于抗感染和愈合力极强,即使伤后72小时,仍可清创。

2.全身疗法:主要包括积极抗休克、保护器官功能、加强营养支持、预防继发性感染和破伤风等。

八、护理措施

1.现场急救:急救处理的是否及时、恰当,与病人预后密切相关。必须首先救治心跳骤停、窒息、大出血、开放性或张力性气胸、休克等危及生命的紧急情况。紧急救护时应做到:①保持呼吸道通畅和换气功能;及时清除创伤病人的鼻咽腔和气管中的血块、呕吐物或泥土,昏迷病人可发生舌后坠都可造成窒息,应迅速采取有效方法,恢复呼吸道通畅。②控制外出血。③迅速补充血容量。④包扎、封闭体腔伤口。⑤有效固定骨折、脱位。⑥严格监护和创伤的评估。

2.闭合性损伤的护理:止痛和防治血肿、局部制动、抬高患肢,早期冷敷可帮助止血,后期热敷,促进血肿吸收。对较小的血肿加压包扎,较大的抽吸后加压包扎。后期可理疗、按摩和功能锻炼等。

3.开放性损伤的护理:内脏损伤可有肝、脾、胃肠破裂,严格做好相应的护理。

第二节　烧伤病人的护理

一、病理生理

烧伤的范畴包括热力、光、电、化学物质及放射线等作用于人体而引起的损伤。通常所

称的烧伤,是指单纯由热力所引起的损伤。烧伤的病理生理过程分为三期:

1.休克期:又称急性渗出期,伤后数分钟即开始,2~3小时体液渗出最快,8小时达高峰,12~36小时减缓,48小时后趋于稳定并开始回吸收。烧伤后48小时内,最大的危险是发生低血容量性休克。

2.感染期:有两个峰期,一在休克的同期即可并发局部感染,烧伤后皮肤生理屏障损坏,创面成为致病菌的培养基,感染后毒素、坏死组织吸收而引起全身性感染;伤后2~3周,深度烧伤形成的凝固性坏死及焦痂开始溶解,成为并发全身性感染的又一峰期,可引起"烧伤创面脓毒症"。

3.修复期:烧伤早期出现炎症反应的同时组织修复即开始。浅Ⅱ度烧伤2周左右多能自动修复,不留瘢痕;深Ⅱ度烧伤,靠残存上皮岛在痂皮下融合修复,需3~4周,可产生瘢痕;Ⅲ度烧伤或严重的深Ⅱ度烧伤靠皮肤移植修复,形成瘢痕或挛缩。

二、临床表现

烧伤的临床表现与烧伤的面积和烧伤的深度有关。

1.烧伤面积的估算:人体体表面积按100%计,烧伤面积的估算方法有:

(1)手掌法:病人自己的一个手掌(五指并拢)面积,为其全身体表面积的1%。此法用于散在的小片烧伤的估计。

(2)新九分法:主要用于成人,将人体的体表面积划分为11个9%另加1%。儿童因头部面积较大而下肢较小,并随年龄的增长而改变其比例,应结合年龄进行计算。新九分法各部位体表面积的估算见表1。

2.烧伤深度的判断:按热力损伤组织的层次分为Ⅰ度、浅Ⅱ度、深Ⅱ度、Ⅲ度,即三度四分法,不同深度的烧伤评估与预后见表2。

3.严重性的估计:烧伤面积(不包括Ⅰ度烧伤面积)和深度可作为估计其严重程度的依据。

(1)轻度烧伤:总面积在9%以下的Ⅱ度烧伤。

(2)中度烧伤:Ⅱ度烧伤面积在10%~29%之间;或Ⅲ度烧伤面积不足10%。

(3)重度烧伤:总面积30%~49%;或Ⅲ度烧伤面积10%~19%;或Ⅱ度、Ⅲ度烧伤面积虽不足30%,但已发生休克、呼吸道烧伤或有较重的复合伤。

(4)特重烧伤:总面积50%以上;或Ⅲ度烧伤面积20%以上;或已有严重并发症。成人Ⅱ度烧伤面积在15%以下(小儿在10%以下)属小面积烧伤,超过上述范围即属大面积烧伤,需住院治疗。

三、治疗要点

1.保护创面,防止和清除外源性污染。

2.预防和治疗低血容量性休克。

3.预防和治疗局部及全身感染。

4.尽早消灭创面,并尽量减少瘢痕所造成的功能障碍和畸形。

5.防治器官的并发症。

四、护理措施

现场急救:①保护受伤部位:迅速脱离热源,降低局部温度;避免局部再损伤,衣裤袜需剪开或撕开脱去,切勿强行剥脱。②迅速处理危及伤者生命的窒息、大出血、开放性气胸等大复合伤。

表 1 　　　　　　　　　　　　　　　　　　人体各部占体表面积的百分比

部　位		占成人体表面积的%	占儿童体表面积%
头颈部	发部　3		9＋(12－年龄)
	面部　3	9	
	颈部　3		
双上肢	双手　5	18(9×2)	9×2＝18
	双前臂　6		
	双上臂　7		
躯干	躯干前　13	27(9×3)	9×3＝27
	躯干后　13		
	会阴　1		
双下肢	双臀　5	46(9×5＋1)	46－(12－年龄)
	双大腿　21		
	双小腿　13		
	双足　7		

表 2 　　　　　　　　　　　　　　　　　　烧伤深度的评估

深度	局部体征	局部感觉	预后
Ⅰ°(红斑)	仅伤及表皮,局部红肿、干燥,无水疱	灼痛感	3～5 天愈合,不留瘢痕
Ⅱ°水疱　浅Ⅱ°(水疱)	伤及真皮浅层,水疱大、壁薄,创面肿胀发红	感觉过敏	2 周可愈合,不留瘢痕
深Ⅱ°(水疱)	伤及真皮深层,水疱较小,皮温稍低,创面呈浅红或红白相间,可见网状栓塞血管	感觉迟钝	3～4 周愈合,留有瘢痕
Ⅲ°(焦痂)	伤及皮肤全层,甚至可达皮下、肌肉、骨等。形成焦痂。创面无水疱、蜡白或焦黄,可见树枝状栓塞血管,皮温低	感觉迟钝	3～4 周愈合,留有瘢痕

　　2.创面护理:小面积烧伤伤情较轻,可不输液,除注意防治感染外,重点在于处理好创面;中度以上烧伤伤情严重,必须兼顾全身疗法和创面处理。

　　正确处理创面是烧伤治疗成败的关键,而创面焦痂的处理又是中心环节。初期创面处理又称烧伤清创术,目的是尽量清除创面污染。擦洗干净健康皮肤,即用大量灭菌盐水反复冲洗清洁创面及周围皮肤,并清除污垢或异物,已破溃的则应清除疱皮,焦痂涂碘酒。外用抗菌剂对预防创面感染有效,清创后Ⅱ度创面多选涂磺胺嘧啶银或湿润烧伤膏等。

包扎适用于四肢Ⅰ度、Ⅱ度烧伤,无条件暴露,合作者或门诊病人。用一层油纱或几层药液纱布覆盖清创后的创面,加厚 2~3cm 的吸收敷料。发生感染应及时换药。暴露适用于Ⅲ度烧伤,特殊部位(头面部、颈部、会阴部)烧伤及特殊感染(如绿脓杆菌、真菌)的创面及大面积创面。半暴露用于感染创面脓液较多者,除用消毒液浸浴外,可用药液纱布 1~2 层覆盖其上。脓液浸透,则随时或每天更换药纱布。焦痂宜暴露,涂碘酒,保持干燥,不受压,一旦脱痂,需及早植皮覆盖创面。创面脓性分泌物选用湿敷、半暴露法或浸浴法去除,勿使形成脓痂。

3.全身疗法:对大面积深度烧伤,应积极抗休克,控制败血症,防止并发症,加强全身支持。

4.休克期护理:大面积烧伤病人 24 小时内主要的护理措施是保证液体输入,以迅速恢复有效循环血量。做好补液的护理是此期护理工作的中心。

大面积烧伤病人,口服量有限,必须及时、足量、快速静脉补充,以保证病人平稳地度过休克期。静脉补液量计算可参考下列公式进行:

伤后第 1 个 24 小时补液量=烧伤面积(Ⅱ、Ⅲ)×体重(kg)×1.5ml(儿童 1.8ml、婴儿 2.0ml),另加生理需要量 2 000ml。第 2 个 24 小时,补液量一般为第一个 24 小时的一半,生理需要量不变。液体种类包括晶体液和胶体液,中、重度烧伤晶体、胶体的比例一般为 2:1,特重度烧伤为 1:1。胶体液以血浆为首选,晶体液以输入平衡盐溶液为主。

烧伤后第一个 8 小时渗出最快,故当日应输入的胶体和电解质溶液总量的 1/2 要在前 8 小时内输完,其余量在第 2、3 个 8 小时内输入,生理需要量则应在 24 小时内均匀输入。

第三节　休克病人的护理

一、概述

(一)病因与分类

1.病因:休克(shock)是指机体受到强烈致病因素侵袭后,导致有效循环血量锐减、组织血液灌流不足所引起的以微循环灌流障碍、代谢障碍和细胞受损为特征的病理性症候群。是严重的全身性应激反应。有效循环血量是指在心血管系统中运行的血液量。有效循环血量的维持依靠三个因素:

(1)足够的的血容量。

(2)有效的心搏出量。

(3)外周血管张力。

2.分类:各型休克的共同特点是有效循环血量锐减。外科常见的休克有低血容量性休克(常因大量出血或体液积聚在组织间隙导致有效循环量降低所致)、感染性休克(主要由细菌及毒素作用造成)、心源性休克(主要由心功能不全引起)、神经源性休克(常由剧烈疼痛、脊髓损伤、麻醉平面过高或创伤引起)和过敏性休克(常由接触、进食或注射某些致敏物质而引起)。

(二)病理生理

有效循环血容量锐减和组织灌注不足，以及由此引起的微循环障碍、代谢改变及继发性损害是各类休克的共同病理生理基础。根据微循环障碍的不同阶段的病理生理特点，休克可分为三期：

1.休克早期(微循环收缩期)：又称为微循环缺血期，各种原因导致(有效循环血量不足、内毒素的作用、疼痛的刺激)交感肾上腺轴兴奋、儿茶酚胺大量释放及肾素血管紧张素分泌增加等反应，可以保证重要内脏器官的供血。故此期称为休克代偿期。

2.休克期(微循环扩张期)：又称为微循环淤血期，长时间缺血缺氧、酸中毒以及多种体液因素的作用微血管自律运动消失、微血管扩张、毛细血管中血流淤滞、回心血量减少、血压下降，重要内脏器官灌注不足，休克进入抑制期。

3.休克晚期(微循环衰竭期)：微血管的收缩反应显著下降，血流淤滞、血液浓缩、白细胞黏着、血小板红细胞聚集成团、微血栓形成弥漫性血管内凝血(DIC)。此期称为微循环失代偿期。

(三)临床表现

休克典型表现为神志烦躁或淡漠、面色苍白或发绀、皮肤湿冷、脉搏细速、呼吸浅快、血压下降、尿量减少和酸中毒。

1.休克早期：失血量低于20%。属于代偿期，表现为烦躁不安、面色苍白、皮肤湿冷、脉搏细速，血压变化不大，而脉压缩小($<30mmHg$)，尿量减少等。如不及时处理，将很快进入休克期。

2.休克期：表现为表情淡漠、反应迟钝；皮肤黏膜由苍白转为青紫或出现花斑，四肢厥冷；脉搏细速(>120 次/分)、呼吸急促、血压进行性下降且脉压更小；尿量进一步减少，并出现代谢性酸中毒等。

3.休克晚期：表现为无脉、无血压、无尿、神志不清和全身广泛出血倾向，甚至继发多系统器官功能衰竭(MSOF)。

(四)治疗要点

1.急救

(1)处理原发伤、病：包括创伤包扎、固定、制动和控制大出血。

(2)保持呼吸道通畅：给氧，必要时气管插管或气管切开。

(3)采取休克体位：头和躯干抬高 20°～30°，下肢抬高 15°～20°，以增加回心血量。

(4)其他：注意保暖，必要时应用止痛剂等。

2.补充血容量：是治疗休克最基本和首要的措施。

3.积极处理原发病：内脏大出血、消化道穿孔、肠绞窄坏死或梗阻化脓性胆管炎等，必要时抗休克同时行急救手术。

4.纠正酸碱平衡失调。

5.应用血管活性药物：辅助扩容治疗。

6.改善微循环：休克发展至 DIC 阶段，需应用肝素抗凝治疗，用量为 1.0mg/kg，每 6 小时 1 次。

7.控制感染：包括处理原发感染病灶和应用抗菌药。

8.应用皮质类固醇激素：用于严重休克及感染性休克。主要作用：

(1)扩张血管，改善微循环。

（2）防止细胞内溶酶体破坏。

（3）增强心肌收缩力，增强心排血量。

（4）增强线粒体功能。

（5）促进糖异生，减轻酸中毒。一般主张大剂量静脉注射，一般只用1～2次。

二、护理

（一）护理评估

1.身体状况

（1）意识。

（2）皮肤色泽及温度。

（3）血压：休克时收缩压常低于90mmHg(12.0kPa)，脉压小于20mmHg(2.67kPa)。

（4）脉搏：脉搏变化早于血压变化，休克早期脉率增快，加重时脉细弱，脉率/收缩压(mmHg)＝休克指数，指数0.5表示无休克，1.0～1.5表示休克，＞2.0表示严重休克。

（5）呼吸。

（6）体温。

（7）尿量：是反映肾血流灌注情况的重要指标，尿量大于30ml/h，表明休克有改善。

2.辅助检查

（1）动脉血气分析。

（2）动脉血乳酸盐测定：反映细胞缺氧程度，正常值为1.0～1.5mmol/L。是评估休克预后的重要指标。

（3）血电解质测定：测定血钾、钠、氯等。

（4）DIC的监测：血小板低于$80×10^9/L$，纤维蛋白原少于1.5g/L，凝血酶原时间较正常延长3秒以上时应考虑有DIC。

（5）中心静脉压(CVP)：正常值为$0.49～1.18kPa(5～12cmH_2O)$，低于0.49kPa$(5cmH_2O)$表示血容量不足；高于$1.47kPa(15cmH_2O)$表示有心功能不全；高于1.96kPa$(20cmH_2O)$则提示充血性心力衰竭。

（6）心排血量(CO)和心脏指数(CI)：成人CO正常值为4～6L/min；CI为2.5～3.5L/$(min·m^2)$。

表3　　　　　　　　　　中心静脉压、血压与补液的关系

中心静脉压(CVP)	血压(BP)	原因	处理原则
低	低	血容量严重不足	充分补液
低	正常	血容量不足	适当补液
高	低	心功能不全或血容量相对增多	给强心药，纠酸舒血管
高	正常	容量血管过度收缩	舒张血管
正常	低	心功能不全或血容量不足	补液试验

（二）护理措施

1.一般护理

（1）采取休克体位：仰卧中凹卧位。

（2）吸氧：常规吸氧，流量控制在 6～8L/min。病情好转后，可间歇给氧。

（3）保持正常体温：注意保暖，提高室内温度，但禁用任何方法在局部加温，以免因代谢加快而加剧局部缺氧。对体温过高者，应采取降温措施。

2.扩容护理：扩容是休克治疗的基本措施。

（1）快速输液的护理：迅速开放两条静脉，一条用来快速扩容，一条匀速滴入药物。扩容时注意监测中心静脉压和血压变化来调整输液。

（2）扩容常用液体：电解质溶液（首选平衡盐溶液）、右旋糖酐、全血及血浆。

3.应用血管活性药物的护理：休克时可配合使用血管活性剂，以调节血管张力及心肌收缩力。遵医嘱合理使用血管收缩剂和血管扩张剂。

（1）常用药物：①血管收缩剂：常用的有去甲肾上腺素、间羟胺等。②血管扩张剂：常用的有多巴胺及抗胆碱药等。

（2）注意事项：①血管扩张剂必须要在充分补足血容量的基础上才能使用。②休克病人一般不用血管收缩剂，但对过敏性休克、神经源性休克则是首选。③使用血管活性药物应从小剂量开始，注意控制输入速度。④防止血管收缩剂漏入皮下，造成组织坏死。⑤用药过程中密切观察生命体征。

第四节　毒蛇咬伤病人护理

一、蛇毒分类

1.神经毒素：如金环蛇、银环蛇。

2.血液毒素：如竹叶青、五步蛇。

3.混合毒素：如蝮蛇、眼镜蛇。

二、临床表现

1.无毒蛇咬伤时，皮肤留下细小齿痕，局部稍痛，起水疱，无全身反应。

2.毒蛇咬伤，留下一对较深齿痕，局部伤处疼痛，肿胀迅速，淋巴结肿大，皮肤出现血疱、瘀斑，甚至局部组织坏死，相继出现程度不等的全身中毒症状。

三、治疗要点

1.急救处理：①缚扎，立即施行急救措施，以减少蛇毒吸收。②冲洗，用大量清水、肥皂水冲洗伤口及周围皮肤，以破坏蛇毒。③排毒，反复冲洗伤口，缓慢挤压伤肢，以促使毒液从伤口流出。

2.伤口处理：①伤口湿敷和外敷中草药；②局部阻滞疗法。

3.全身治疗：①解毒治疗；②防治感冒；③重症病人的治疗。

四、护理措施

1.现场急救：①稳定病人情绪。②减少蛇毒吸收。在咬伤肢体近侧关节以上，或距创口5～10cm 处，用止血带或就地取材加以缚扎，松紧以能阻断淋巴和静脉回流为度，以减少蛇毒吸收。③伤口排毒。用大量清水、肥皂水冲洗伤口及周围皮肤，再用 3%过氧化氢溶液、1∶5 000高锰酸钾溶液反复冲洗伤口，去除毒牙与污物。通过抽吸促使毒液流出。④局部降温。⑤转运病人：保持伤口与心脏部位持平，不宜抬高伤肢。

2.病情观察：密切监测生命体征、神志、尿量改变。

3.处理伤口:病情严重者应彻底清创,切除被注入毒液的组织。

4.减轻机体中毒症状:早期应用破伤风抗毒素和抗生素防治感染。

5.支持疗法。

五、健康教育

1.宣传毒蛇咬伤的有关知识,强化自我防范意识。步行时尽可能避开丛林茂密、人烟稀少的地段,在山村、丘陵地带应穿鞋行走,同时应将裤口、袖口扎紧。

2.告知人们被毒蛇咬伤后切忌慌乱奔跑,学会就地绑扎、冲洗、排毒等急救方法。

第五节 腹部损伤病人的护理

腹部损伤是指由各种原因所致的腹壁和(或)腹腔内脏器官损伤,无论在战时还是在平时都很常见。

一、分类

1.根据体表有无伤口分类,可分为开放性和闭合性两大类。

2.根据损伤的腹腔器官性质分类,可分为实质性脏器损伤和空腔脏器损伤。

二、病因

战时主要由弹片、枪弹和刀刺引起的损伤;平时主要由坠落、碰撞、冲击、挤压、拳打、脚踢等暴力的钝性损伤;腹内脏器损伤常见的损伤依次为脾、肾、肝、胃、结肠等。

开放性损伤多由刀刺、枪弹等所引起。闭合性损伤常为高处堕落、碰撞等钝力所致。两者都可导致腹内脏器损伤。肝、脾及肾的组织结构脆弱、血供丰富,位置比较固定,损伤后易出血;上腹受到碰撞、挤压时,易导致胃、十二指肠和胰腺损伤。小肠占据大部腹腔易受损。充盈的空腔脏器更易破裂,胃肠损伤引起腹膜炎。

三、临床表现

如果是单纯腹壁损伤,症状比较轻,可表现为受伤部位的疼痛、局限性腹壁肿胀和压痛,有时出现皮下瘀斑等软组织损伤的表现;开放性的可有伤口、出血、疼痛,需进行清创术。

如果腹腔内脏器有损伤既可累及肝、脾等实质性脏器,又可损伤胃、肠等空腔脏器。

1.实质性脏器损伤:如肝、脾、肾、胰、大血管损伤时,临床表现以腹腔内出血症状为主。病人面色苍白、出冷汗、脉搏细弱、血压下降、脉压变小等休克表现。出血多者可有明显腹胀和移动性浊音,腹痛呈持续性,一般不剧痛,腹膜刺激征也不明显,但肝胰破裂因大量胆汁或胰液溢入腹腔,则腹膜刺激征明显。肝、脾包膜下破裂,有时可有腹部包块,无明显腹腔内出血表现。但在数日或数周后破裂易发生急性大出血。

2.空腔脏器损伤:如肠、胃、胆囊、膀胱等破裂或穿孔,临床表现以急性腹膜炎症状为主。伤后有持续性剧烈腹痛,腹肌紧张、压痛、反跳痛等典型的腹膜炎表现。肝浊音界缩小或消失,肠鸣音减弱或消失,随着病情发展可有体温升高、脉细弱、气促、血压下降、肠麻痹等,甚至发生感染中毒性休克。

四、辅助检查

1.实验室检查:实质脏器破裂,可见红细胞、血红蛋白、血细胞比容等数值明显下降,白细胞计数可略有增高。空腔脏器破裂,可见白细胞计数明显上升,中性粒细胞比例增加;二氧化碳结合力降低。胰腺、胃或十二指肠损伤时,血、尿淀粉酶数值多有升高。

2.X线检查:大多数胃、十二指肠破裂和少数结肠、小肠破裂者,立位腹透可观察到膈下有新月状透亮区,提示腹腔内有游离气体。

3.CT检查:能清晰地显示实质性脏器破裂的情况。

4.诊断性腹腔穿刺:诊断阳性率可达90%左右。穿刺点多选择在右侧脐和髂前上棘连线的中、外1/3交界处或脐水平线与腋前线的相交处。腹腔穿刺抽出液若为不凝固血液,提示内出血。

五、治疗要点

1.非手术治疗:适用于轻度的单纯性实质性脏器损伤或一时不能确定有无内脏损伤而生命体征平稳者,但需严密观察病情变化。治疗方法包括:①不随便搬动伤者;②不滥用止痛药;③积极补充血容量,防治休克;④应用广谱抗生素;⑤禁饮食,持续胃肠减压。

2.手术治疗:已确诊为腹腔内脏器破裂,或非手术治疗在观察期间出现以下情况时,及时进行手术探查:①全身情况有恶化,腹痛和腹膜刺激征进行性加重或范围扩大者;②肠鸣音逐渐减弱、消失或出现腹胀明显者;③有明显的腹腔内出血表现,血红细胞计数进行性下降者;④胃肠道出血不易控制者;⑤经积极抗休克,治疗情况不见好转反而恶化者。剖腹探查手术是治疗腹内脏器损伤的关键,手术包括全面探查、止血、修补、切除或引流有关病灶及清除腹内残留的液体和异物。

六、护理措施

1.急救:腹部损伤合并多发性损伤,急救时应分清主次和轻重缓急。首先处理危及生命的情况,如心搏骤停、窒息、大出血等。对已发生休克的病人应迅速建立静脉通路,及时补液,必要时输血。对开放性腹部损伤,应妥善处理伤口,及时止血,包扎固定。

2.病情观察期间护理:对疑有内脏损伤者,应严密观察:①注意生命体征变化,每15～30分钟测脉搏、呼吸和血压1次。②每半小时检查1次腹部体征,注意有无腹膜刺激征及其程度和范围的变化。③每30～60分钟检查1次血红细胞数、血红蛋白值。必要时进行诊断性腹膜穿刺术和腹腔灌洗检查。④观察病人胸、脑、四肢骨折等合并伤。

3.观察期间不要随意搬运病人,禁用止痛剂。

4.手术后按腹部手术后常规处理。

七、健康教育

平时多食易消化、富含维生素的食物;保持大便通畅,预防便秘;适当活动,防止术后肠粘连。

第六节　破伤风病人的护理

一、病因

破伤风杆菌为革兰阳性厌氧菌,存在于泥土和粪便中,任何损失均可为破伤风梭菌造成入侵人体的机会。尤其是伤口深而窄、坏死组织多、局部血运差同时有需氧菌感染。感染须具备三个条件:①病原菌侵入伤口;②无氧环境;③病人抵抗力低下。

二、病理生理

破伤风杆菌只在伤口的局部生长繁殖,其产生的外毒素才是造成破伤风的原因。外毒素有痉挛毒素和溶血毒素两种。前者是引起症状的主要毒素,可引起全身横纹肌持续性收缩与阵发性痉挛,血压升高,心率加快、体温升高,大汗。后者引起局部组织坏死和心肌损害。

三、临床表现和诊断

1.潜伏期:一般为1周,短的可24小时,长可达数月,潜伏期越短预后越差。

2.前驱期:表现为乏力、头痛、头晕、烦躁不安、咀嚼肌紧张和酸胀,一般持续12~24小时。

3.发作期:病人表现为张口困难、牙关紧闭、苦笑面容、颈项强直、角弓反张、握拳、屈肘、屈膝,并可影响膈肌和肋间肌而出现呼吸困难或窒息。当痉挛发作时,面色青紫、大汗淋漓、口吐白沫、呼吸急促或窒息、头后仰、四肢抽搐不止,病人神志一般是清醒的,每次发作持续数秒或数分钟不等。病程一般为3~4周。可引起窒息、肺部感染、体液代谢失衡、心力衰竭、骨折、舌咬伤等并发症。病人的主要死因是窒息、心力衰竭或肺部感染。

四、治疗要点

1.清除毒素来源:清除伤口的异物和坏死组织,并用3%过氧化氢或1:5 000高锰酸钾冲洗湿敷,伤口敞开,并充分引流。

2.中和游离毒素:注射破伤风抗毒血清(TAT),TAT仅中和游离毒素,用前先做过敏实验,一般第一日用2万~5万U,加入5%葡萄糖液500~1 000ml中缓慢静滴,以后每日肌注1万~2万U,共用4~6日即可。也可用人体破伤风免疫球蛋白3 000~6 000U,一次深部肌内注射。

3.控制痉挛:为治疗中的基本措施,是中心环节,应减少刺激和应用镇静解痉药物。如地西泮、冬眠Ⅰ号等,用药过程中应严密观察病情变化。

4.预防并发症:保持呼吸道通畅,应用抗生素预防感染,大剂量青霉素的应用不只是治疗肺部感染,而且对破伤风梭菌有抑制和杀灭作用。此外还要预防外伤等。

五、护理措施

1.一般护理

(1)隔离要求,住单人隔离病室。减少一切刺激,保持安静,光线柔和,各种动作轻巧、低声。治疗、护理操作等尽量集中进行,也可在使用镇静剂30分钟后进行护理操作。

(2)加强基础护理、口腔护理、皮肤护理、心理护理和预防外伤等。

(3)密切观察病情,根据病情定时测量体温、呼吸、脉搏和血压等。

(4)支持疗法的护理,给病人以高热量、高维生素的流食、半流食,可用鼻饲方法,必要时选择输液等。

(5)保持呼吸道通畅,吸出呼吸道内分泌物,防止堵塞,注意喉痉挛,备好或施行气管切开。

(6)应用TAT。

(7)应用解痉药物,常用的有地西泮、巴比妥钠、水合氯醛,严重者可给冬眠Ⅰ号。

(8)应用抗生素,可应用青霉素和甲硝唑,用药过程中注意药物反应。

六、健康教育

(1)对破伤风知识的教育,防止损伤及伤后正确处理,施行新法接生等。

(2)预防:正确地处理伤口和正确地预防注射。自动免疫,按计划免疫注射破伤风类毒素,使机体自行产生抗体达到预防的目的。被动免疫,注射破伤风抗毒血清,一般伤后12小时内注射1 500U(1ml),成人、儿童剂量相同,就医较晚或伤口污染严重剂量要加倍,必要时2~3日后可重复注射TAT,注射前需做过敏试验,只有阴性者方可一次全量皮下或肌内注射,如过敏试验阳性要脱敏注射。

第七节　肋骨骨折病人的护理

一、病因病理

1.病因:主要由外伤引起,按胸壁是否完整分为闭合性和开放性损伤。多见于中、老年人,是最常见的胸部损伤。

2.病理:第4~7肋较长且固定,是最易发生骨折的部位。肋骨骨折时,骨折断端可刺破胸膜或肺组织造成气胸、血胸、皮下气肿等。相邻多根多处肋骨骨折后,因失去完整肋骨的支撑而出现相应部位胸壁软化,可出现反常呼吸运动(吸气时,软化胸壁向内凹陷;呼气时,软化胸壁向外凸出;这与其他部位的胸壁活动正好相反)。此类胸廓又称连枷胸,若软化区范围较广泛,在呼吸时两侧胸膜腔内压力不平衡,会导致纵隔摆动(纵隔扑动),影响肺通气和静脉血液回流,导致缺氧和二氧化碳潴留,严重者可发生呼吸和循环衰竭。

二、临床表现

1.主要表现为局部疼痛,在咳嗽、深呼吸或转动体位时加剧。

2.局部瘀血,压痛,间接压痛,有时伴畸形和骨擦音。

3.多根多处肋骨骨折呈现反常呼吸运动并引起纵隔摆动,出现发绀、呼吸急促、血压下降,甚至休克。

三、辅助检查

胸部 X 线检查可确定骨折部位和移位情况,还可显示有无气胸、血胸及肺萎缩程度等。

四、治疗要点

1.单处骨折:治疗重点是止痛和预防肺部并发症,应用多头胸带加压包扎胸部 2 周,也可采用肋间神经阻滞或封闭骨折处,并鼓励有效咳嗽和深呼吸。

2.多根多处肋骨骨折:应保持呼吸道通畅,防治休克,治疗重点是控制反常呼吸,尽早用厚敷料在软化胸壁处加压包扎,情况严重者需手术治疗。

3.开放性骨折:应尽早清创缝合,清创后用不锈钢丝做内固定术,有血气胸者做闭式胸膜腔引流。应用抗生素,以防感染,并注射破伤风抗毒素。

4.对咳嗽无力、不能有效排痰或呼吸衰竭者,应做气管插管或气管切开,以利给氧和施行辅助呼吸。

第八节　常见四肢骨折病人的护理

一、骨折概述

(一)定义、病因与分类

1.定义:骨的完整性或连续性中断称为骨折。

2.病因

(1)直接暴力。

(2)间接暴力:肌肉猛力地收缩将肌腱附着部位的骨质撕脱,又称为撕脱骨折。

(3)骨骼疾病(病理性骨折):见于骨髓炎、肿瘤、结核等。

(4)积累性劳损:又称疲劳骨折。

3.分类

(1)按骨折端是否与外界相通,分为闭合性骨折、开放性骨折。

(2)按骨折程度分：①不完全性骨折：裂缝骨折、青枝骨折。②完全性骨折：分为横形骨折、斜形骨折、螺旋形骨折、粉碎性骨折、压缩性骨折、嵌插骨折、撕脱骨折、凹陷骨折、骶骨分离。

(4)按骨折部位稳定程度，分为稳定性骨折、不稳定性骨折。

(5)按骨折后时间，分为新鲜骨折、陈旧骨折。

(二)临床表现

1.全身表现

(1)休克。

(2)疼痛。

(3)发热。

2.局部表现

(1)一般表现：①局部肿胀、瘀斑或出血；②压痛；③活动受限。

(2)骨折的特有体征：①畸形：骨折端移位后，受伤肢体局部外观出现缩短、成角、弯曲等特殊形状的改变。②反常活动(假关节活动)：肢体非关节部位出现不正常的类似关节样活动。③骨擦音或骨擦感：骨折断端相互摩擦时所产生的声音或感觉。

(三)辅助检查

1.影像学检查

(1)X线检查：可以明确骨折的部位、类型、移位和畸形。脂肪栓塞综合征时，X线可以见到多变的、进行性加重的肺部阴影。

(2)CT和MRI检查：可以发现结构复杂的骨折和其他组织的损伤。

(3)骨扫描：有助于确定骨折的性质和并发症。

2.实验室检查

(1)血常规检查。

(2)血钙磷水平测定。

(3)尿常规检查。

(四)骨折的并发症

1.早期并发症：有休克、血管损伤、神经损伤、脂肪栓塞、感染、骨筋膜室综合征(骨筋膜室内压力增高，使软组织血液循环障碍，肌肉、神经急性缺血而出现的一系列症候群，常见于前臂和小腿。主要表现为肢体剧痛、肿胀、指趾呈屈曲状活动受限，局部肤色苍白、发绀，远端动脉搏动减弱或消失)。

2.晚期并发症：有关节僵硬、损伤性骨化、愈合障碍、畸形愈合、创伤性关节炎、缺血性骨坏死、缺血性肌挛缩。

(五)骨折的愈合过程和影响愈合的因素

1.愈合过程

(1)血肿机化期：骨折处血液，伤后6~8小时凝成血块，几天后新生的毛细血管、成纤维细胞和吞噬细胞侵入血块，形成纤维组织，将骨折断端接在一起，又称纤维愈合期，需2~3周。

(2)原始骨痂形成期：骨折断端的骨内、外膜增生，血管长入，骨折端形成的骨样组织骨化成新骨，称为膜内成骨，成为内、外骨痂。骨折端桥梁骨痂，称为骨内成骨。内、外骨痂和桥梁骨痂三者融合,成为骨折断端的有力支持,即原始骨痂形成。此期能抵抗肌肉收缩及成角、剪力和旋转力,即达到临床愈合,故又称临床愈合期。此期需4～8周。

(3)骨痂改造塑形期:原始骨痂形成后,肢体的活动和负重,使得在应力轴线的骨痂不断加强,而应力轴线以外的骨痂不断地被清除,最后使原始骨痂改造为永久骨痂,骨髓腔相通,骨折的痕迹已完全消失,达到骨性愈合,又称骨性愈合期。此期需8～12周。

2.影响因素

(1)全身性因素:有年龄、性别、发育、营养及健康状况。

(2)局部因素:骨折的类型、数量、原因及局部血运,周围软组织的损伤程度,神经功能障碍、感染、软组织的嵌入等。

(3)治疗因素:有过度的牵引、复位不及时或复位不当、固定不妥。过早或不当的功能锻炼。

(六)骨折的急救

骨折急救的目的是为了在现场抢救生命,减少伤者的痛苦,防止进一步损伤和污染,安全迅速地转运伤者,以便得到妥善的治疗。

1.了解病情。

2.包扎伤口。

3.妥善固定。

(七)治疗要点

1.复位:解剖复位指两骨折端接触面(对位)和两骨折端在纵轴线上的关系(对线)完全良好,恢复了正常的解剖关系。功能复位指两骨折端对位欠佳,但对线基本良好,愈合后肢体功能正常。

2.固定:外固定常用于小夹板或石膏绷带固定方法;持续牵引(骨牵引或皮牵引);切开复位与内固定。

3.功能锻炼:原则:早期(伤后1～2周内)以患肢肌肉收缩运动为主相邻关节暂不活动;中期(受伤2～3周后)以骨折处远近侧关节运动为主,勿负重;后期(受伤6～8周后),以重点关节为主全面功能锻炼。鼓励骨折病人进行主动功能锻炼,帮助肢体瘫痪在床上的病人进行关节活动。

(八)牵引术与护理

牵引术是利用适当的持续牵引力量和对抗性牵引力达到整复和维持复位的治疗方法。对复位、固定、预防或矫正挛缩畸形都有一定的作用。

1.牵引种类

(1)皮牵引:是借助胶布粘贴伤肢皮肤上或用海绵牵引带包压伤肢皮肤,利用肌肉在骨骼上的附着点,将牵引力传递到骨骼,又称为间接牵引。

此种牵引操作简便,但不能受较大的牵引重量,通常只适用于小儿及老年人的骨折或用以纠正肢体的挛缩。牵引重量一般不超过3～4kg。

(2)骨牵引:利用不锈钢针穿过骨骼的坚硬部位进行牵引。将牵引力直接传递到骨骼,又称直接牵引。骨骼可以承受较大的牵引力,但有引起骨质感染的可能,故需严格无菌操作,适用于需要较大牵引力的成人骨折和脱位。常用于胫骨结节跟骨牵引。

(3)吊带牵引:用厚布按局部体形制成各种吊带,常用的有颌枕吊带和骨盆悬吊牵引。

2.牵引术后护理

（1）保持对抗牵引。

（2）保持有效牵引：牵引绳不应脱离滑轮的滑槽；被毯不应压迫牵引绳；牵引重量不能触地或中途受阻，牵引肢体远端不能抵住床栏。皮肤牵引时注意胶布有无松脱。

（3）定时检查：牵引肢体牵引力方向，如有异常改变应及时调整；定时测量肢体长度，以免过度牵引，如用胶布粘贴皮肤牵引者，应注意有无皮肤过敏或出现水疱、糜烂。

（4）防止骨牵引钢针左右移动，针孔处每天滴 70％乙醇 1～2 次。切勿去除针孔处血痂。

（5）做好皮肤护理，注意肢体保暖。

（6）指导病人功能锻炼，防止肌肉萎缩、关节僵硬、骨质脱钙，以及呼吸系统、泌尿系统并发症及压疮。

（九）石膏绷带术及护理

石膏绷带包扎分石膏管型和石膏托两种。

1.抬高患肢：有利于患肢血液回流，减轻水肿。

2.观察肢体远端血液循环：注意皮肤色泽、温度、感觉、活动及肿胀等情况，并注意保暖。

3.石膏固定期间应进行固定范围内肌肉舒缩活动及固定范围外的关节伸屈活动。

4.注意局部压迫症状：石膏型内肢体局部疼痛时，应及时开窗或更换石膏，不可填塞异物。

5.并发症的预防及护理

（1）压疮：包扎石膏前，加好衬垫，包扎石膏时严禁指尖按压，协助病人翻身，更换体位。

（2）骨质疏松和关节僵硬：加强功能锻炼。

（3）骨筋膜室综合征：骨筋膜内压力较高或石膏包扎过紧所致，应立即切开减压。

（4）石膏综合征：大型石膏或包扎过紧，病人呼吸费力、进食困难等。预防方法是包扎石膏时适当留有余地，食量不要过多等。

（十）功能锻炼

1.功能锻炼的目的

（1）促进血液循环，促进局部消散和吸收，促进骨折痊愈。

（2）保持和恢复肌肉力量及耐力，防止肌肉萎缩。

（3）防止骨质脱钙，预防骨质疏松。

（4）保持和恢复关节运动的幅度，防止关节僵硬。

（5）争取早日恢复健康。

2.护理措施

（1）心理护理。

（2）分阶段锻炼

早期（伤后 1～2 周）：主要是促进血液循环、消除肿胀。运动重点以患肢肌肉舒缩锻炼，固定范围以外的部位在不影响患肢固定情况下进行锻炼。

中期（伤后 2～3 周后）：主要是防止肌肉萎缩和关节粘连，运动重点以患肢骨折的远近关节运动为主。

晚期（伤后 6～8 周后）：促使功能全面恢复，运动以重点关节为主的全身锻炼，此期是关键阶段,前两期的不足此期可以给予弥补。

3.功能锻炼方法

(1)被动运动:适用于瘫痪严重的病人,注意不要过力,防止损伤。

(2)主动运动:是功能锻炼的主要方法,适用于有活动能力的病人。

(3)助力运动:病人患肢尚无足够力量完成主动运动时,由医务人员、患者本人的健侧肢体或利用器械提供力量来协助患肢进行的一种运动。助力要与主动用力配合一致。遵循主动运动为主,助力运动为辅的原则。适用于创伤后无力的肌肉或不全瘫痪肌肉的功能锻炼,以及体力虚弱的病人。

(4)手法治疗:通过治疗者的徒手力量或借助某些简单的器械作用于患者身体局部,达到防治疾病的一种治疗方法。包括中医手法和西医手法。

4.肌肉锻炼的形式

(1)等长收缩。

(2)等张收缩。

(3)等动收缩。

5.掌握原则:功能锻炼要遵循动静结合,主动、被动结合,循序渐进的原则。

二、常见四肢骨折病人的护理

(一)锁骨骨折

1.概述:锁骨呈"S"形架于胸骨柄与肩峰之间,是连接上肢与躯干之间的唯一骨性支架。锁骨位于皮下,表浅,受外力作用时易发生骨折,发生率占全身骨折的5%~10%。多发生在儿童及青壮年。

2.诊断:上肢外展跌倒或局部被暴力直接打击等外伤史,伤后肩部出现疼痛,上肢不敢活动。X线片可确诊,并显示骨折移位及粉碎情况。

3.治疗要点

(1)悬吊患肢:青枝骨折、不全骨折或内1/3移位不大的骨折,用三角巾或颈腕吊带悬吊患肢1~2周,疼痛消失后开始功能锻炼。

(2)复位固定:有移位的骨折,手法复位,"8"字形石膏固定4~5周。如患肢有麻木、疼痛、肿胀、苍白,应随时复查,将固定的石膏做必要的修整。

(3)手术治疗:手术治疗指征:开放骨折;合并血管、神经损伤的骨折;有喙锁韧带断裂的锁骨外端或外1/3移位骨折;骨折不连接。内固定方法可视骨折的类型和部位等不同,选择"8"字钢丝、克氏针或钢板螺丝钉固定。

(二)肱骨髁上骨折

指肱骨髁上约2cm以内的骨折。可分为伸直型和屈曲型,以伸直型骨折最多见。最易损伤肱动脉,应注意患肢桡动脉搏动、末梢循环情况及远期缺血性肌挛缩并发症。注意患侧手指血运情况,固定期间做手指、肘、肩伸屈活动。

(三)桡骨远端伸直型骨折

1.概述:多由间接暴力所致。发生在桡骨远端2~3cm范围内,以伸直型骨折多见。爱尔兰医师Colles首先报道,故又称科勒斯骨折,俗称克雷骨折。专指桡骨远端2~3cm以内骨折远端向背侧移位的骨折。该骨折为人体最常发生的骨折之一,约占全身骨折的6.7%。多见于中老年人,以40岁以上女性最为常见。

2.临床表现

(1)局部肿胀,疼痛,皮下瘀斑出血。

(2)腕功能明显障碍或丧失,骨折移位明显时,由于骨折远端移向背侧,手腕侧面观典型的外观呈餐叉样畸形;又因远折端向桡侧移位,正面手腕呈枪刺刀样畸形。

3.治疗要点

手法整复,前臂旋后,掌屈尺侧位石膏固定,2周后改为中立位再固定,2周后复查。

(四)股骨颈骨折

1.概述:股骨颈骨折的发生,多为摔倒时,下肢突然扭转、臀部着地,外旋暴力传导至股骨颈,引起骨折。股骨颈骨折常发生于老年人,随着人的寿命延长,其发病率日渐增高。其临床治疗中存在骨折不愈合和股骨头缺血坏死两个主要问题。明显外伤史,患肢疼痛、活动受限。X线片可确定骨折部位及移位情况。Pauwells角分类:股骨颈骨折时远端骨折线与两髂嵴连线所形成的角度。Pauwel角越大,剪力越大,骨折也越不稳定。可分为:①I型(外展型)<30°;②Ⅱ型,30°~50°;③Ⅲ型(内收型)>50°。

2.临床表现

(1)畸形:患肢多有轻度屈髋屈膝及外旋畸形。

(2)疼痛:移动患肢时髋部疼痛明显。在患肢足跟部或大粗隆部叩击时,髋部感疼痛。

(3)功能障碍:移位骨折病人在伤后不能坐起或站立。

(4)肿胀。

(5)患肢短缩。

3.治疗要点

(1)治疗时机:早期治疗有利于尽快恢复骨折后血管受压或痉挛。股骨颈骨折手术原则上不超过2周。

(2)骨折复位:准确良好的复位是骨愈合的重要条件。牵引患肢,同时在大腿根部加反牵引,待肢体原长度恢复后,行内旋外展复位。

(3)内固定:目前内固定器材主要有四类:①单钉类;②多钉固定类;③滑移式钉板固定装置类;④加压内固定类。

(4)治疗方法:主要依据骨折部位考虑其治疗方法。①股骨颈基底骨折:不完全骨折及外展嵌插骨折,可采用皮肤牵引或骨牵引。②股骨颈中段骨折:可行单钉、多针或加压内固定。③股骨颈头下型骨折:此类愈合困难,常发生坏死,对65岁以上老年人多施行人工关节置换。对此年龄以下者,宜选择多枚针或加压钉内固定。④儿童股骨颈骨折:儿童股骨颈的主要血供来自髓内动脉。用4枚2mm克氏针,经皮穿针内固定,损伤较少,术后髋人字石膏固定12周。并密切观察有无股骨头坏死发生。

(5)人工股骨头置换术:对年龄超过65~70岁以上新鲜股骨颈头下或粉碎性骨折有移位者,陈旧性骨折不愈合或股骨头已坏死而髋臼无骨关节炎者,可行人工股骨头置换手术。

(五)股骨干骨折

1.概述:多数骨折由强大的直接暴力所致,一部分骨折由间接暴力所致。前者多引起横断或粉碎性骨折,而后者多引起斜面或螺旋形骨折。儿童的股骨干骨折可能为不全或青枝骨折;成人股骨干骨折后,内出血可达500~1 000ml。

股骨干上1/3骨折时,骨折近段因受髂腰肌、臀中、小肌及外旋肌的作用,而产生屈曲、外展及外旋移位；远骨折段则向后上、内移位。

股骨干中 1/3 骨折时，骨折端移位，无一定规律性，视暴力方向而异，若骨折端尚有接触而无重叠时，由于内收肌的作用，骨折向外成角。

股骨干下 1/3 骨折时，由于膝后方关节囊及腓肠肌的牵拉，骨折远端多向后倾斜，有压迫或损伤腘动、静脉的危险，而骨折近端内收向前移位。

2. 临床表现及诊断：一般有受伤史，伤后肢体剧痛，活动障碍，局部肿胀压痛，有异常活动，患肢短缩。X 线片检查可以作出诊断。特别重要的是检查股骨粗隆及膝部体征，以免遗漏，同时存在的其他损伤，如髋关节脱位，膝关节骨折和血管、神经损伤。明显外伤史，患肢疼痛，活动受限。X 线片可确定骨折部位及移位情况。

3. 治疗措施

(1) 悬吊皮牵引法：适用于 3～4 岁以下患儿，将患儿的两下肢用皮肤牵引，两腿同时垂直向上悬吊，其重量以患儿臀部稍稍离床为度。牵引 3～4 周后，根据 X 线片显示骨愈合情况，去掉牵引。

(2) 骨牵引：适用于各类型骨折的治疗，对股骨上 1/3 及中 1/3 骨折，可选用胫骨结节牵引；下 1/3 骨折，可选胫骨结节或股骨髁上牵引。对于斜行、螺旋、粉碎、蝶形骨折，于牵引中自行复位，横行骨折的复位需待骨折重叠完全被牵开后才能复位。

(3) 切开复位、内固定：适应证：①股骨干上、中 1/3 横行及短斜面，蝶形骨折或陈旧性粉碎骨折；②股骨多段骨折；③股骨中上、上 1/3 陈旧性骨折，延迟愈合或不愈合；④股骨上中 1/3 骨折，并发大腿神经、血管损伤，需修复者；⑤多发性骨折（包括股骨骨折）或多发伤。

(4) 股骨干开放性骨折的治疗：开放性骨折的处理原则前已论述。股骨开放骨折清创闭合伤口后，对粉碎骨折可行牵引治疗，如同闭合骨折处理。有内固定适应证者，除伤口污染轻、伤后时间 <8 小时，清创彻底者可于清创术后即行内固定外，一般宜于伤后 10～14 日期间切口完全愈合后，行内固定手术。

(六) 胫腓骨干骨折

1. 概述：引起骨折的病因主要有：

(1) 直接暴力：胫腓骨干骨折以重物打击、踢伤、撞击伤或车轮碾轧伤等多见，暴力多来自小腿的外前侧，骨折线多呈横断形或短斜形；巨大暴力或交通事故伤多为粉碎性骨折，因胫骨前面位于皮下所以骨折端穿破皮肤的可能极大，肌肉挫伤的机会较多。

(2) 间接暴力：为由高处坠下旋转暴力扭伤或滑倒等所致，骨折特点是骨折线多呈斜形或螺旋形；腓骨骨折线较胫骨骨折线高，胫腓骨由于部位的关系，遭受直接暴力打击、压轧的机会较多。又因胫骨前内侧紧贴皮肤，所以开放性骨折较多见，特点是：伤情严重，创口面积大，骨折粉碎，污染严重。

2. 临床表现：胫腓骨骨折多为外伤所致，如撞伤、压伤、扭伤或高处坠落伤等。伤肢疼痛并出现肿胀、畸形等。胫骨的位置表浅，局部症状明显，在重视骨折本身症状的同时，还要重视软组织的损伤程度。胫腓骨骨折引起的局部和全身并发症较多，所产生的后果也往往比骨折本身更严重。要注意有无重要血管神经的损伤，当胫骨上端骨折时，尤其要注意有无胫前动脉、胫后动脉以及腓总神经的损伤。

3. 治疗要点：治疗方法应根据骨折类型和软组织损伤程度选择外固定或开放复位内固定。胫腓骨骨折的治疗目的是恢复小腿的承重功能。因此骨折端的成角畸形与旋转移位应该予以完全纠正,以免影响膝踝关节的负重功能和发生关节劳损。除儿童病例外,虽可不强调恢复患肢与对侧等长,但成年病例仍应注意使患肢缩短不超过 1cm,畸形弧度不超过 10°,两骨折端对位至少应在 2/3 以上。

(1)手法复位外固定:适用于稳定性骨折,或不稳性骨折牵引 3 周左右,待有纤维愈合后,再用石膏进行外固定。

(2)手术复位内固定:胫腓骨骨折一般骨性愈合期较长,长时间的石膏外固定对膝踝关节的功能必然造成影响。另外,由于肌肉萎缩和患肢负重等因素,固定期可能发生骨折移位。因此,对不稳定性骨折采用手术复位内固定者日渐增多,并可根据不同类型的骨折采用不同的方式和内固定方法。

第九节　骨盆骨折病人的护理

一、病因病理

多发生强大暴力挤压或直接撞击,年轻人多发生于交通事故、高空坠落,老年人多由摔倒导致。骨折后易引起大量出血,易导致腹膜后血肿和出血性休克。还可以引起膀胱、尿道、阴道和直肠的损伤。同时可以引起腰骶神经丛和坐骨神经的损伤。

二、临床表现

疼痛、活动障碍等,耻骨联合、腹股沟及会阴部有压痛和瘀斑。骨盆挤压试验和分离试验阳性,两下肢不等长。

骨盆挤压试验和分离试验:检查者双手交叉撑开病人的两髂嵴,使两骶髂关节的关节面更紧贴,而骨折的骨盆前环分离,如出现疼痛即为骨盆分离试验阳性。双手挤压病人的两髂嵴,伤处仍出现疼痛为挤压试验阳性。

三、辅助检查

X 线、CT 检查。

四、治疗要点

优先处理危及生命的并发症,然后处理骨折。

1.非手术治疗:卧床休息,采用骨盆兜带悬吊牵引。

2.手术治疗:骨外固定架固定术;钢板内固定术。

五、护理措施

1.密切观察生命体征变化,及时输血输液,保持呼吸道通畅。

2.X 线或 CT 检查明确骨折及类型

3.排尿、导尿观察是否有泌尿系损伤。

4.观察腹部是否有腹腔内脏损伤。

5.做好长期卧床病人的生活护理。

3.做好牵引和固定病人的相应护理。

六、健康指导

1.指导病人绝对卧床休息,并教会病人学会床上大小便。

2.教会病人学会深呼吸及有效的咳嗽。

3.饮食以营养丰富易消化富含维生素及纤维素的食物为主。禁食牛奶、糖等产气、产酸的食品,防止腹胀。

4.指导病人进行肢体被动锻炼,防治发生肌肉萎缩、下肢静脉血栓形成。

第十节　颅骨骨折病人的护理

一、分类

颅骨分为颅盖和颅底两部分。颅盖骨质坚硬,由内、外骨板和板障构成。颅盖骨内、外骨板表面均有骨膜覆盖,内骨膜是硬脑膜的外层,在颅骨的穹隆部,内骨膜与颅骨板结合不紧密,骨折易形成硬脑膜外血肿。

颅底骨凹凸不平,厚薄不匀,有脑神经和血管通过的骨孔和裂隙,颅底分为颅前窝、颅中窝和颅后窝。颅底部的硬脑膜与颅骨贴附紧密,颅底骨折时易撕裂硬脑膜形成脑脊液漏,易致颅内感染。

二、临床表现

(一)颅盖骨折

多为直接外力引起,较多见。可分为:

1.线形骨折:表现为骨折局部的头皮肿胀和压痛,常伴发骨膜下血肿。X线平片显示颅骨线形裂纹,多无移位。

2.凹陷性骨折:凹陷骨折时当骨片下陷较深,刺破硬脑膜,损伤和压迫脑组织,可有偏瘫、失语、偏侧感觉障碍和局灶性癫痫等表现。骨折常伴有外伤性蛛网膜下腔出血,出现头痛,颈强直和克氏征阳性等脑膜刺激症状;如合并颅内血肿时,常有进行性意识障碍,出现脑局灶症状和颅内压增高症状等。骨折部位切线 X 线片可显示陷入颅内的深度。

(二)颅底骨折

颅底骨折常因间接暴力引起,骨折部通过鼻腔、耳道等处与外界相通,属于开放性骨折。按骨折部位分颅前窝、颅中窝和颅后窝骨折。三种颅底骨折临床表现:

1.颅前窝骨折:累及眶顶和筛板,可伴有鼻出血、<u>眶周广泛瘀血(称"熊猫眼"征)以及广泛球结膜下瘀血(兔眼征)</u>。如硬脑膜及骨膜均破裂,则伴有脑脊液鼻漏,脑脊液经额窦或筛窦由鼻孔流出。若骨折线通过筛板或视神经管,可合并第Ⅰ或第Ⅱ脑神经损伤。

2.颅中窝骨折:颅底骨折发生在颅中窝,如累及蝶骨,可有鼻出血或合并<u>脑脊液鼻漏</u>,脑脊液经蝶窦由鼻孔流出。如累及颞骨岩部,硬脑膜、骨膜及鼓膜均破裂时,则合并<u>脑脊液耳漏</u>,脑脊液经中耳由外耳道流出;如鼓膜完整,脑脊液则经咽鼓管流向鼻咽部而误认为<u>鼻漏</u>。骨折时<u>常合并有Ⅶ、Ⅷ脑神经损伤</u>。如骨折线通过蝶骨和颞骨的内侧面,可能损伤垂体或第Ⅱ、Ⅲ、Ⅳ、Ⅴ、Ⅵ脑神经。如骨折端伤及颈动脉海绵窦段,可因动静脉瘘的形成而出现搏动性突眼及颅内杂音。破裂孔或颈内动脉管处的破裂,可发生致命性鼻出血或耳出血。

3.颅后窝骨折:骨折线通过颞骨岩部后外侧时,多在伤后数小时至 2 日内出现<u>乳突部皮下瘀血(称 Battle 征)</u>。骨折线通过枕骨基底部,可在伤后数小时出现枕下部肿胀及皮下瘀血斑,枕骨大孔或岩骨后部骨折,可合并第Ⅸ～Ⅻ脑神经损伤症状。

三、治疗要点

1.颅盖部的单纯线形骨折一般不需特殊处理,但应注意有无损伤颅内血管,特别是脑膜中动脉而引起颅内血肿。

2.颅底骨折伴有脑液鼻漏或耳漏,行保守治疗并预防感染,4 周以上不愈合者,应考虑修补手术。

3.凹陷性骨折,陷入深度超 1cm,出现压迫症状,或 CT 显示中线结构移位,有脑疝可能者,行手术复位。

四、护理措施

1.密切观察病情变化:颅脑损伤病情重、变化快,应严密观察,观察颅内有无继发性脑损伤,并做详细记录。观察的时间和次数,应根据病情而定。

2.控制出血,防治休克:对头皮裂伤加压包扎止血。对开放性脑损伤,在伤口周围用纱布卷保护,再覆盖纱布妥善包扎。闭合性脑损伤如血压下降应注意是否有胸腔内出血、内脏破裂。

3.颅骨骨折可伴有脑组织、脑膜和血管的损伤,引起颅内出血和癫痫。

4.颅底骨折可造成不同程度的脑损伤,可继发脑水肿和颅内血肿,引起脑疝危及生命。

5.有脑脊液漏的病人可推迟颅内压增高的症状出现,一旦出现,使抢救更为困难。因此,应密切观察意识、瞳孔、生命体征、头痛、呕吐、肢体活动等情况的变化。

6.保证呼吸道通畅,进行有效的呼吸,尽快清除口鼻分泌物及异物,开放口咽通气管,吸氧,准备气管插管或气管切开及呼吸机等。

7.预防感染

(1)脑脊液漏的护理:确诊后应抬高床头 15°～30°,借重力作用使脑组织移向颅底,促使局部粘连而封闭脑膜破口。体位维持到脑脊液漏停止后 3～5 天。每天 2 次清洁消毒鼻前庭和外耳道,避免棉球过湿使液体逆流入颅内,禁忌挖耳、抠鼻、堵塞、冲洗耳鼻腔,禁忌耳鼻腔滴药;不能用力咳嗽、打喷嚏,防污染有脑脊液逆流入颅内,造成颅内感染;禁忌从鼻腔吸痰、吸氧或插胃管;禁忌做腰椎穿刺等,以防止颅内积气或感染。

(2)用抗生素和 TAT,观察有无脑膜刺激征、体温升高等。绝大多数漏口在伤后 7～14 天内自行愈合。

(3)预防肺部感染:定时翻身、拍背,雾化吸入,鼓励深呼吸和有效咳痰,有气管切开者做好护理。

第七章　肌肉骨骼系统和结缔组织疾病病人的护理

第一节　腰腿痛和颈肩痛病人的护理

一、颈椎病

（一）病因病理

颈椎间盘退行性变是颈椎病的基本原因，急性或慢性损伤均可诱发颈椎间盘退行性改变，如长期伏案工作或不良睡眠姿势。先天性颈椎管狭窄、椎管发育异常，极易引起颈椎病。好发部位依次为颈5~6、颈4~5、颈6~7节段。

（二）分型与临床表现

1. 神经根型颈椎病：最常见，其症状为颈肩疼痛及僵硬，上肢麻木、感觉过敏、无力，或有放电样串痛，咳嗽、喷嚏、颈部活动时加重。主要体征为头偏向患侧，上肢相应神经根性感觉减退、过敏或感觉异常，肌力下降，腱反射减弱。臂丛牵拉试验阳性，压头试验阳性。

2. 脊髓型颈椎病：发病率为颈椎病的第二位，表现为四肢无力，握力弱，精细活动失调，步态不稳，有踩棉花样感觉，足尖拖地；病情加重后出现四肢反射亢进，肌张力增强，出现病理征，躯体有感觉障碍平面，并可有括约肌功能障碍。

3. 椎动脉型颈椎病：是由椎动脉供血不足引起。表现为颈性眩晕、头痛、视物模糊、耳鸣、听力下降、平衡障碍和共济失调，甚至猝倒。

4. 交感神经型颈椎病：是由颈椎不稳定、刺激颈交感神经所致。中年妇女多发。表现特点是临床症状多而客观体征少，上睑下垂、面部麻木无汗、心律失常等。

（三）辅助检查

X线检查可显示颈椎生理前凸消失、椎间隙狭窄、椎体前后缘骨赘形成、椎间孔变窄及后纵韧带骨化等。CT或MRI可见椎间盘突出、椎管和神经根管狭窄及颈神经受压，椎动脉局部受压、梗阻表现。

（四）治疗要点

1. 非手术治疗：①牵引：颌枕带牵引，除脊髓型外均可应用。②颈托和围领：利于增加稳定性。③推拿按摩：缓解肌肉痉挛，改善局部血液循环。脊髓型颈椎病禁用。④理疗药物。

2. 手术治疗：对非手术治疗无效、反复发作或脊髓型颈椎病压迫症状进行性加重者可手术治疗。

（五）护理措施

1. 手术前护理：经颈前路手术的患者，术前要推移气管和食管训练，以适应术中牵拉气管和食管。经后路手术的患者，术前进行俯卧训练，以适应术中长时间俯卧。

2. 手术后护理：①观察伤口出血。②观察呼吸。③颈部制动。

3. 并发症的护理：①密切观察，正确处理颈深部血肿。②如发现植骨滑脱，立即通知医师，做好气管切开及再送手术室的准备。③呼吸困难是前路手术最严重的并发症。

（六）健康教育

1. 选择高低适当的枕头，保证颈部和脊柱正常的生理弯曲，避免颈部长时间悬空、屈曲或仰伸。经常更换体位。

2.保持正确的姿势,在工作、学习和日常工作中,保持颈部平直,定时改变姿势,劳逸结合,避免颈部长时间屈曲或仰伸。

3.加强功能锻炼,活动颈部及上肢,以使颈部及肩部放松,改善局部血供。

4.加强颈部保护,防止颈部突然用力、大范围活动。功能锻炼要循序渐进,避免颈部过度活动。

5.术后鼓励早期进行四肢功能锻炼,防止肌萎缩和静脉血栓形成。

二、腰椎间盘突出症

腰椎间盘突出症是指椎间盘由于退行性变或损伤等因素,纤维环破裂和髓核组织突出,刺激、压迫神经根或马尾神经而引起的一种综合征。是腰腿痛最常见的原因之一。

(一)病因病理

1.病因:腰椎间盘退行性变、损伤、遗传因素、妊娠。好发年龄为 20~50 岁,男性多于女性。

2.病理:腰 4~5 和腰 5~骶 1 是腰椎间盘突出最易发生的部位。

(二)临床表现

1.症状

(1)腰痛:最多见,一般早期仅有腰痛。

(2)坐骨神经痛:多表现为一侧,疼痛从下腰部向臀、下肢、足背或足外侧放射,可伴有麻木感。

(3)马尾神经受压表现:双侧大腿、小腿、足跟后侧及会阴部迟钝,大、小便功能障碍。

2.体征

(1)腰椎侧突:姿势性代偿畸形。

(2)腰部活动受限:腰部各方向活动均受限,以前屈受限最明显。

(3)压痛、叩击痛:在病变椎间隙的棘突间,棘突旁 1cm 处有深压痛和叩击痛,并向下肢放射。

(4)直腿抬高试验和加强试验阳性:患者仰卧,伸膝,被动抬高患肢至 60°内时发生坐骨神经痛,为直腿抬高试验阳性;此时稍降低患肢高度至疼痛缓解,再将踝关节被动背屈,若又出现坐骨神经痛,为加强试验阳性。

(5)神经系统表现:感觉减退、肌力下降和腱反射减弱或消失。

(三)辅助检查

X 线平片显示腰椎间盘退行性改变,同时可见腰椎侧突等。

(四)治疗要点

1.非手术治疗

(1)绝对卧床休息。症状初次发作时,应绝对卧硬板床,一般卧床 3 周。

(2)持续骨盆牵引。

(3)硬膜外封闭,注射糖皮质激素。

(4)理疗、推拿和按摩。中央型椎间盘突出禁忌。

2.手术治疗:非手术治疗无效,可手术治疗,行腰椎间盘突出物摘除术、人工椎间盘置换术或经皮穿刺髓核摘除术。

（五）护理措施

1.非手术治疗及手术前护理

（1）绝对卧硬板床休息。

（2）卧位。抬高床头30°，膝关节屈曲，腘窝放一小枕，以放松背部肌肉。

（3）保持有效牵引。

（4）活动和功能锻炼。病情缓解后3个月内不可弯腰持物。

（5）硬脊膜外隙封闭。常用糖皮质激素加利多卡因行硬脊膜外隙封闭，作用有减轻疼痛、消肿、缓解肌肉痉挛、减轻神经根周围的炎症和粘连。封闭后按硬脊膜外麻醉常规进行护理。

2.术后护理

（1）术后平卧24小时，禁翻身。术后24小时后可轴性翻身。

（2）观察引流液的颜色、性质和量，注意有无脑脊液漏出及活动性出血。引流管一般24～48小时后取出。

（3）术后并发症主要有肌肉萎缩和神经根粘连，预防方法是术后1周开始腰肌和臀肌等长收缩锻炼及协助患者做直腿抬高活动。

（4）指导患者按时下床活动，坐起前，先抬高床头，腿放于床的一侧，上肢支撑上身坐起，坐于床缘，双足踩地，缓慢站起。

（六）健康教育

1.指导患者卧硬板床，以避免脊柱屈曲，仰卧位时应用小枕使膝屈曲45°。

2.避免腰部脊柱屈曲和旋转扭曲。避免长时间坐或站立。若捡拾物品时，需要先蹲下，再捡拾。

3.肥胖者或超重者在必要时控制饮食和减轻体重。

4.制订康复计划和锻炼项目，坚持锻炼。

三、肩关节周围炎

肩关节周围炎是肩关节囊、滑囊、肌腱及肩周肌的慢性损伤性炎症，简称肩周炎。50岁左右人群多发，女性多于男性。

（一）病因

多为继发性，软组织退行性变及对外力承受力减弱，肩部的急、慢性损伤，长期固定肩关节。少数患者无任何原因发病，为原发性。

（二）临床表现

早期肩部疼痛，逐渐加重，可放射至颈部和上臂中部；夜间明显，影响睡眠。后期肩关节僵硬，各个方向均不能活动。肩关节活动受限，外展、外旋和后伸受限。

（三）辅助检查

X线示肩部骨质疏松；造影见关节囊体积缩小。

（四）治疗要点

以非手术治疗为主，急性期肩部制动，局部温热治疗。慢性期坚持锻炼并配合理疗、针灸、推拿等。疼痛明显者口服或外用非甾体类抗炎药。指导患者进行被动肩关节牵拉训练，恢复关节活动度。

（五）护理措施

1.肩关节功能锻炼：早期进行被动肩关节牵拉训练，恢复关节活动度。后期坚持自我锻炼，包括爬墙外展、爬墙上举、弯腰垂臂旋转及滑车带臂上举等。

2.日常生活能力训练：如穿衣、梳头、刷牙、洗脸等。

四、腰椎管狭窄症

腰椎管狭窄症指腰椎管先天性发育不良或退行性变，发生一处或多处管腔狭窄，致马尾神经或神经根受压所引起的一种综合征。

（一）病因病理

40岁以上多见。先天性椎管狭窄病因为骨发育不全。后天性椎管狭窄主要由于椎管的退行性变。椎管发育不良及退行性变使椎管容积减少，压力增加，出现马尾神经或神经根受压症状。

（二）临床表现

1.症状

（1）神经源性马尾间歇性跛行：行走百米左右便出现下肢疼痛、麻木无力，需弯腰蹲下休息数分钟后方可继续行走。

（2）腰腿痛：下肢痛多在站立、过伸或行走过久时加重。前屈位、蹲位及骑自行车时疼痛减轻或消失。疼痛程度一般较腰椎间盘突出症轻，慢性加重。

（3）马尾神经受压症状：双侧大小腿、足跟后侧及会阴部感觉迟钝，大、小便功能障碍。

2.体征：患者常取腰部前屈位，后伸受限。腰椎生理前凸减少或消失，下腰椎棘突旁有压痛。感觉、运动和反射改变。

（三）辅助检查

X线检查可显示腰椎的退行性变，椎管造影有较高的辅助诊断价值。

（四）治疗要点

1.多数患者经非手术治疗可缓解症状。

2.手术治疗主要目的是解除压迫。适用于症状严重、经非手术治疗无效或神经功能明显障碍者。

（五）护理措施

1.保持正确的体位，减少活动，活动时可带腰围。减轻疼痛可遵医嘱给予镇痛药。

2.指导患者进行自理能力训练。

第二节　骨和关节化脓性感染病人的护理

一、化脓性骨髓炎

（一）病因病理

1.急性血源性骨髓炎致病菌最多见的是金黄色葡萄球菌，其次是β溶血性链球菌。常见于骨骼生长快的儿童，发病部位多在胫骨、股骨、肱骨等长骨的干骺端。最主要的感染途径是经血循环播散。

2.慢性骨髓炎病因多数是由急性骨髓炎迁延而来，少数患者是由低毒病菌引起，开始表现即是慢性过程。病理特点是死骨、骨性包壳、无效腔、坏死肉芽、窦道及瘢痕，经久不愈，反复急性发作。

（二）临床表现

1.急性血源性骨髓炎:起病急,出现寒战、高热达 39℃以上,全身中毒症状明显,患儿可烦躁、惊厥,严重时发生休克或昏迷。当骨膜下脓肿形成或已破入软组织中,患肢局部红、肿、热、痛或波动感。

2.慢性骨髓炎:患者一般都贫血、消瘦、营养不良,个别病人可有窦道形成。

（三）辅助检查

急性血源性骨髓炎实验室检查血白细胞及中性粒细胞明显增高:血沉加快。早期 X 线检查无改变,2 周后才有所表现。慢性骨髓炎 X 线检查平片显示骨骼增粗、变形、骨质硬化、骨髓腔不规则,可见密度增高的死骨。

（四）治疗要点

急性血源性骨髓炎治疗:

1.抗生素治疗:广谱、联合、大剂量,应用越早越好。

2.支持疗法:高热患者降温,保持水、电解质和酸碱平衡,给予营养丰富、易消化饮食,输新鲜血。

3.局部制动:持续皮牵引或石膏固定,可减轻疼痛、防止肢体挛缩畸形和病理性骨折、脱位发生。

4.手术治疗:早期经全身抗生素治疗 48～72 小时无效时即行手术,目的是引流脓液,控制病变发展。引流方法一是钻孔,二是开窗。骨髓腔内置管,应用抗生素液持续冲洗引流。

慢性骨髓炎以手术治疗为主。

（五）护理措施

卧床休息,多饮水,给予营养丰富、易消化的饮食。术后切口观察及引流护理。保持引流通畅,防止阻塞和扭曲。

（六）健康教育

1.加强营养,提高机体抵抗力,防止疾病反复。

2.骨髓炎易反复,出院后应注意自我观察,定期复诊。

3.告知患者每日进行等长收缩练习及关节被动活动或主动活动,避免患肢功能障碍。

4.患者使用辅助器材,如拐杖、助行器等,减轻患肢负担,防止发生病理性骨折。

二、化脓性关节炎

（一）病因病理

主要致病菌为金黄色葡萄球菌。远处病灶经血行播散,邻近病灶直接蔓延或关节开放性损伤,化脓菌直接侵入。多见于儿童,好发于髋关节和膝关节。

（二）临床表现

起病急骤,全身炎症反应,寒战、高热,体温可在 39℃以上,严重感染可出现谵妄、惊厥、昏迷等神经精神症状。局部表现病变关节剧痛、红肿、功能障碍。关节呈半屈位,拒绝活动和检查。

（三）辅助检查

实验室检查血白细胞增高,红细胞沉降率加快。关节腔穿刺抽脓,细菌培养可获得阳性结果。X 线检查呈现虫蚀样改变,严重者可有骨性强直。

（四）治疗要点

非手术治疗，早期应用有效抗生素；关节腔内注入抗生素；关节腔灌洗；牵引或石膏固定。手术治疗行关节切开引流术及关节矫形术。

（五）护理措施

1.休息与营养。

2.体温高时给物理降温或药物降温。

3.控制感染。

4.患肢制动，保持功能位，牵引固定。

5.关节穿刺或灌洗的护理：关节穿刺每日 1 次，抽出积液后，注入抗生素。关节腔灌洗每日经滴注管滴入含抗生素的溶液 2 000～3 000ml，直至引流液清澈、细菌培养阴性为止。

6.术后患肢制动，伤口观察，保持引流管通畅，观察并记录引流液的量和性状。

（六）健康教育

1.急性期应适当休息，抬高患肢，保持患肢于功能位，预防关节畸形。

2.急性期患者可做患肢骨骼肌的等长收缩和舒张运动，待炎症消退后，关节未明显破坏者可进行关节伸屈功能锻炼。

第三节　脊柱与脊髓损伤病人的护理

多因间接暴力所致，常造成椎体压缩或粉碎性骨折，严重时可合并关节突脱位或脊髓损伤。

一、脊柱骨折

（一）临床表现

1.症状：①局部疼痛：颈椎骨折的病人可有头、颈部疼痛，不能活动；腰椎骨折病人因腰背部肌肉痉挛、局部疼痛不能站立或站立时腰背部无力，疼痛剧烈。②腹胀、腹痛：由于腹膜后血肿对自主神经的刺激，可有腹胀、腹痛、肠蠕动减慢等。

2.体征：①局部压痛和肿胀：损伤部位肿胀，有明显压痛。②活动受限和脊柱畸形：颈、胸、腰段骨折病人，常表现为活动受限和后突畸形。严重的合并脊髓损伤，造成瘫痪，病人丧失全部或部分生活自理能力。

（二）辅助检查

1.影像学检查：X 线检查、CT 检查、MRI 检查可以明确骨折的部位、类型和移位情况，以及观察及确定脊髓损伤的程度和范围。

2.肌电图检查。

3.实验室检查。

（三）急救搬运

1.抢救生命：脊髓损伤病人常伴有颅脑、胸、腹部严重的损伤或伴有休克时，首先抢救紧急问题，抢救生命。

2.重点防止椎体和脊髓的再损伤。

（四）治疗要点

1.卧硬板床：胸腰椎骨折和脱位，单纯性压缩骨折椎体压缩不超过 1/3 者，可仰卧于硬板床，在骨折后加枕垫，使脊柱过伸。

2.复位固定:较轻的颈椎骨折和脱位可用枕颌吊带做卧位牵引复位;明显压缩性骨折者可做持续性骨牵引复位。牵引重量 3～5kg,复位后用头颈胸石膏固定 3 个月。胸腰椎复位后用石膏背心、腰围或支具固定。

3.腰背部锻炼。

二、脊髓损伤

(一)病因病理

多见于脊柱骨折脱位,多发生于颈椎下部和胸腰段脊髓。按脊髓和马尾损伤的程度可有不同的病理生理变化。

1.脊髓震荡:损伤短暂的功能障碍,表现为弛缓性瘫痪,损伤平面以下的感觉、运动、反射及括约肌功能丧失,常在数分钟、数小时或稍长时间逐渐恢复,一般不留后遗症。

2.脊髓挫伤和脊髓受压:伤后出现损伤平面以下的感觉、运动、反射及括约肌功能部分或完全丧失,一般 2～4 周后逐渐变为痉挛性瘫痪,肌张力增高、腱反射亢进,出现病理性锥体束征。胸段脊髓损伤表现为截瘫,颈段损伤表现为四肢瘫,上颈段损伤表现为四肢痉挛性瘫痪,下颈段损伤表现为上肢弛缓性瘫痪,下肢为痉挛性瘫痪。

3.脊髓断裂:损伤平面以下的感觉、运动、反射和括约肌功能完全丧失。

4.脊髓圆锥损伤:成年人脊髓终止于第 1 腰椎体的下缘,当第 1 腰椎骨脱位或骨折时可损伤脊髓圆锥,表现为会阴部皮肤鞍状感觉消失。

5.马尾神经损伤:第 2 腰椎以下的骨折脱位可引起马尾神经损伤,受伤平面以下出现弛缓性瘫痪。

(二)临床表现

可因损伤的部位和程度不同而有不同的表现:

1.脊髓损伤:主要表现为受伤平面以下单侧或双侧的感觉、运动、反射的全部或部分丧失,可出现随意运动功能丧失、尿潴留或充盈性尿失禁。C_8 以上出现四肢瘫,C_8 以下出现截瘫;迟缓性瘫痪病人为肌张力降低和反射减弱;痉挛性瘫痪病人肌张力增强和反射亢进。

2.脊髓半切征(Brown Sequard 征):损伤平面以下同侧肢体的运动和深感觉丧失,对侧肢体的痛觉和温度觉丧失。

3.脊髓休克:在各种较重的脊髓损伤后均可立即发生损伤平面以下出现弛缓性瘫痪,属失去高级中枢控制的一种病理生理现象,称为脊髓休克。

4.马尾神经损伤:受伤平面以下出现弛缓性瘫痪,感觉运动障碍,括约肌功能丧失,腱反射消失。

(三)辅助检查

1.MRI 检查和肌电图检查有助于诊断。

2.截瘫指数:分别用"0""1""2"表示。"0"表示没有瘫痪;"1"表示功能部分丧失;"2"表示完全瘫痪,一般记录肢体的自主运动、感觉及两便三项功能,最后数字相加即是该病人的截瘫指数。

(四)常见并发症

包括压疮、呼吸道感染、泌尿系感染、下肢静脉血栓等。

(五)治疗要点

1.及早稳定脊柱:合适的固定,可以防止再损伤。

2.及时解除脊髓压迫是保证脊髓恢复的关键。

3.减轻脊髓水肿和继发性损伤。

三、护理措施

1.心理护理:消除病人疑虑,解除心理障碍。

2.加强生活护理,照顾病人生活,训练病人生活自理能力。

3.皮肤和肢体护理:截瘫病人长期卧床,局部组织受压,容易发生压疮,应鼓励和协助病人每2小时翻身1次并按摩(压疮的预防措施详见基础护理学)。对瘫痪肢体定时做被动活动、按摩及针灸等可促进功能恢复,防止肌肉萎缩、关节僵硬、骨质脱钙。平时以软垫支持肢体,保持功能位,避免畸形。外伤性截瘫3个月左右,应指导病人练习起坐,使用拐杖或轮椅下地活动。

4.呼吸道护理:病人每天做深呼吸练习,吸烟者戒烟。黏痰不易咳出者,给予拍背,使用祛痰药或雾化吸入,同时使用抗生素;高位截瘫病人必要时做气管切开;呼吸困难者行人工辅助呼吸。

5.消化道护理:供给富有营养的易消化饮食,多吃水果、蔬菜,多饮水,鼓励病人自行排便,便秘者可使用缓泻药或灌肠等方法解除;腹胀者可腹部热敷、按摩。每天定时用手指按摩肛门,刺激括约肌舒缩活动,有助于排便反射功能的恢复。

6.泌尿系统护理:尿潴留病人应在无菌条件下留置导尿,做好导尿管护理。持续导尿2周后,改为每4~6小时定时开放导尿管,逐渐训练反射性膀胱舒缩功能,以免发生挛缩性膀胱。留置导尿期间,每天应做膀胱冲洗,预防尿路感染,对尿失禁的病人可行假性导尿,膀胱冲洗,保护外阴皮肤。

第四节　关节脱位病人的护理

一、概述

骨的关节面失去正常的对合关系,称之脱位。

(一)分类

1.按病因分:有创伤性脱位、先天性脱位、病理性脱位、习惯性脱位。

2.按脱位后时间长短,脱位后3周为限,分新鲜脱位或陈旧脱位。

3.按有无伤口通入关节内,分闭合性和开放性脱位。

4.按脱位程度,分全脱位或半脱位。

5.按远侧骨端关节面移位方向,分前、后、侧方脱位。

(二)临床表现

1.一般表现:脱位的关节疼痛、肿胀、活动功能丧失。

2.特征表现:畸形、弹性固定、关节盂空虚。

3.X线检查。

(三)并发症

关节内、外骨折;关节附近重要血管损伤;牵引和压迫作用可致附近神经麻痹;晚期可发生骨化性肌炎或创伤性关节炎。

(四)治疗原则

复位(早期手法复位法效果好)、适当固定和功能锻炼。

二、常见关节脱位

(一)肩关节脱位

肩关节在上臂外旋位时,受间接或直接暴力冲击,极易发生前脱位,局部表现疼痛、不能活动、呈"方肩"畸形、原关节盂处空虚,杜加试验阳性。

(二)肘关节脱位

多见于青壮年,其中以后脱位多见,表现为肘部变粗,上肢变短,鹰嘴后突显著。肘关节弹性固定在半伸直位大约45°,肘后三点关系改变。

(三)髋关节脱位

后脱位多见,膝部受到向后的外力打击时,传导的间接暴力易使股骨头向后脱臼。

三、护理

1.疼痛护理:查明原因,及时处理。必要时伤后24小时之内冷敷,之后热敷。

2.妥善复位与固定:患肢托高,固定牢固。固定时间一般为3周。

3.局部病情观察:脱位症状,复位后是否消失。

4.并发症护理:关节脱位合并骨折、神经牵拉或压迫、关节面缺血坏死、创伤性关节炎等并发症,应做好防治工作。

5.指导功能锻炼:科学地指导病人功能锻炼,防止锻炼不当或过早锻炼而引起习惯性脱位,防止关节僵直和废用性萎缩。

6.心理护理。

7.健康指导。

第八章 肿瘤病人的护理

第一节 肿瘤概述

一、概述

(一)分类

根据肿瘤组织的生物学行为可分为:良性肿瘤、临界肿瘤和恶性肿瘤三类;根据生长方式可分为:原位癌、浸润癌及转移癌;根据生物学行为和组织来源进行分类,大致可分为以下几种:上皮细胞肿瘤、间叶组织肿瘤、淋巴网状组织肿瘤、神经组织肿瘤、内分泌组织肿瘤、其他组织肿瘤等。

(二)病因

尚不完全清楚,一般认为多种因素作用的结果。

1.致癌因素(外因):物理、化学、生物因素、不良生活方式、癌前病变等。

2.促癌因素(内因):遗传因素、内分泌因素、免疫因素、营养因素、心理社会因素。

(三)病理

1.良性肿瘤:细胞分化较成熟,有包膜,膨胀性生长,生长缓慢,无浸润和转移能力,对人体危害小。

2.恶性肿瘤:细胞未分化或分化低,无包膜,浸润性生长,生长速度快,有转移,对人体危害大。恶性肿瘤又分为来自上皮组织的癌和来自间叶组织的肉瘤。一般来讲后者恶性程度更高。

3.临界瘤:该类瘤组织形态和生物学行为介于良性和恶性之间。

4.转移途径:直接蔓延,淋巴转移,血行转移,种植性转移。

(四)临床表现

1.局部表现

(1)肿块:最常见。是诊断肿瘤的重要依据,体表肿瘤以肿块为第一特征。良性瘤的肿块多形状规则,表面光滑,活动度好,生长缓慢;恶性瘤一般表面不平,界限不清,活动度差,难以推动,肿块坚硬,生长迅速等。

(2)疼痛:良性瘤一般无痛,除非肿块直接压迫神经,而恶性瘤早期可无痛,晚期多侵犯神经,引起剧烈疼痛,尤以夜间痛甚。

(3)梗阻:管腔内肿瘤的堵塞、管腔外肿瘤的压迫均可引起梗阻。

(4)出血、溃疡:恶性肿瘤可因溃疡或瘤体破溃引起出血,尤其瘤体破溃往往引起大出血,内脏肿瘤出血时可表现为呕吐、便血、尿血等。

(5)其他:如胸水、腹水、病理性骨折及转移的表现。

2.全身表现:良、恶性肿瘤早期一般无全身表现。恶性肿瘤晚期可出现消瘦、贫血、低热、乏力等。发展至全身衰竭时可表现为恶病质。

(五)肿瘤分期

对肿瘤进行合理分期,有利于选择治疗方法、评价治疗效果、判断预后。目前临床较常用的为国际抗癌联盟(UICC)提出的TNM分期法：T代表原发肿瘤，N代表区域淋巴结，M代表远处转移。T和N又细分为0~4，其中0表示无，1表示小，4表示大，如T_1表示原发肿瘤小，N_0表示区域淋巴结无转移。M_0表示无远处转移，M_1表示有远处转移。对每个肿瘤都可诊断其在TNM分期中的具体位置。

（六）治疗要点

肿瘤的治疗有手术、抗癌药、放射线、中药及生物治疗等方法。

1.手术治疗：对良性肿瘤和临界瘤采取手术彻底切除。尤其后者彻底切除极为重要，以避免复发和恶变。对恶性肿瘤手术治疗在当前属最有效的方法。根据手术的目的不同，可将手术分为以下几种：

(1)根治性手术：将恶性肿瘤及其周围部分正常组织、区域淋巴结整块切除，以达到彻底治愈的目的。此法适用于较早期的病人，对于广泛粘连、远处转移和全身情况很差的病人不适用。

(2)姑息手术：适用于癌肿已超越根治性手术切除的范围而无法彻底清除的病人。其目的是为了改善生存质量、减轻痛苦、延长生存期、减少并发症和缓解症状。此外还包括预防性手术、诊断性手术、减瘤手术等。

2.化学药物治疗(化疗)：临床上化疗应用更多的是配合手术，在术前、术后化疗，提高手术疗效。常用药物分为以下几类：细胞毒素、抗代谢类、抗生素类、激素类等。

3.放射治疗(放疗)。

4.中医中药治疗。

5.生物治疗，包括免疫治疗和基因治疗。

（七）预防

分为三级预防。

1.一级预防：为病因预防，消除或减少可能致癌的因素，降低发病率。

2.二级预防：临床前预防。"三早"预防，早发现、早诊断、早治疗。提高生存率。

3.三级预防：是诊断和治疗后的康复，包括提高生存质量、减轻痛苦、延长生命。

二、护理

（一）肿瘤病人的心理特点

1.认识程度：肿瘤病人对疾病的诱因、常见症状、似采取的手术方法、手术过程、手术并发症、其他疗法及其预后的认识及配合程度。

2.心理反应：肿瘤病人可以经历一系列的心理变化：

(1)震惊否认期：病人表现为眼神呆滞，不言不语，知觉淡漠甚至昏厥，继之极力否认，到处就诊、咨询。此系病人面对疾病应急产生的保护性心理反应。

(2)愤怒期：当病人接受疾病现实后，随之会产生恐慌、哭泣，继而愤怒、烦躁、不满，常迁怒于亲属和医务人员，甚至百般挑剔，无理取闹，直至出现冲动性行为。

(3)磋商期：病人希望尽可能延长生命，以完成未尽心愿，并期望奇迹出现。此期病人变得非常和善、宽容，对病情抱有一线希望，能积极配合治疗。

(4)抑郁期：病情进一步恶化，治疗已经无望时，病人往往会产生很强烈的失落感，表现为情绪低落、消沉、退缩、悲伤、沉默、哭泣等，甚至有轻生的念头。

(5)接受期：此时，病人对死亡已有所准备，一切未完事宜均已处理好，因而变得平静、安详。病人因精神和肉体的极度疲劳和衰弱，故常常处于嗜睡状态，情感减退，静等死亡的来临。

（二）手术治疗病人的护理

1.手术前护理

（1）心理护理：肿瘤病人的心理特点大致可归纳为以下五期：震惊否认期、愤怒期、磋商期、忧郁期、接受期。医护人员与家属应根据不同时期病人的特点，提供让病人满意的身心照顾，使病人增强对手术治疗的信心和决心。

（2）术前营养。

（3）皮肤准备。

（4）胃肠道准备：对于消化系统肿瘤一般术前5天起进无渣饮食，术前1天进流食，当晚8时开始禁食。

（5）呼吸道准备：戒烟，以减少呼吸道分泌物；控制感染；做深呼吸和有效咳嗽训练。

（6）对估计术后卧床时间较长者，训练床上排便。

2.手术后护理

（1）体位，全麻病人应采取去枕平卧头偏向一侧，避免吸入性肺炎的发生。

（2）严密观察生命体征。

（3）加强安全防护，全麻清醒前有躁动不安，应加床档，防止坠床。

（4）补液、抗感染。

（5）防止泌尿系统感染及压疮发生。

（三）放射治疗病人的护理

1.放疗前的护理：做好病人的思想工作。

2.放疗中的护理：调整治疗方法和剂量，保护不必照射的部位。

3.放疗后的护理：照射后的局部皮肤要保持清洁，避免物理、化学刺激。

（四）化学药物治疗病人的护理

化疗可经多种途径给药，有口服、肌内、静脉及肿瘤局部给药，经静脉注射或点滴是常用的给药方法。其护理要点如下：

1.保护静脉：注意药物种类和浓度，长期治疗两臂交替使用，并注意静脉由远端开始使用。一旦出现静脉炎，停用该静脉，并热敷，忌挤压和按摩。

2.预防注射部位组织坏死，准确穿刺，固定好针头，防止药液溢出血管外，一旦发生，立即停止给药，抽吸溢出药液后，在局部注射硫代硫酸钠解毒。

3.药液配制：化疗用药必须新鲜配制，按时用完，使用的针管等器具不得随便丢弃，需要集中处理。

4.化疗药物不良反应的监护：常用化疗药物一般都有一定的不良反应，主要有骨髓抑制，应定期每周 $1\sim2$ 次检查血白细胞及血小板计数，当血白细胞降到 $3\times10^9/L(300/mm^3)$，血小板降到 $80\times10^9/L(800/mm^3)$ 时，应停用抗癌药，并给予积极处理。此外可发生口腔溃疡、恶心、呕吐等胃肠道反应，须加强护理。

第二节　食管癌病人的护理

一、病因

病因不确定，多与下列因素有关：①化学物质如亚硝胺。②生物因素。③缺乏某些微量元素。④缺乏维生素。⑤嗜好烟酒、过烫或过硬的饮食。⑥遗传易感因素等。

二、病理

食管癌大多为鳞状上皮癌。好发于食管中段，下段次之，上段较少。按病理分型为髓质型、蕈伞型、溃疡型、狭窄型。癌在黏膜下向食管全周及上、下扩散，同时也向肌层浸润，并侵及邻近组织，转移方式主要为淋巴转移。

三、临床表现

1.早期：症状不明显，最典型的早期表现为吞咽粗硬食物时有不同程度的哽咽感、异物感，胸骨后烧灼样、针刺样或牵拉摩擦样疼痛。

2.中晚期：进行性吞咽困难为食管癌的典型症状。患者逐渐消瘦、贫血、无力及营养不良。晚期有恶病质，侵犯喉返神经、肋间神经和气管时引起声音嘶哑、胸痛、呛咳和食管气管瘘，以及其他转移症状。

四、辅助检查

我国首创的食管拉网脱落细胞学检查适用于普查，阳性率可达90％～95％。钡剂X线检查、纤维食管镜检查是诊断食管癌比较可靠的方法。

五、治疗要点

早中期食管癌首选手术治疗。手术切除范围为癌肿及上下各5cm内的食管及所属区域淋巴结。对晚期食管癌、不能根治或放射治疗、进食有困难者，可做姑息性手术。放射疗法适用于食管颈段、胸上段癌或晚期癌，以及术后辅助治疗。化学疗法主要用于辅助治疗及缓解晚期病情进展。

六、护理措施

1.饮食护理：术前指导患者合理进食高热量、高蛋白、含丰富维生素的流质或半流质饮食。术前1天禁食，术后禁水4～6天，每日静脉输液，待肠功能恢复，逐步恢复饮食。避免进食生、硬、冷食物，少食多餐。饭后2小时内勿平卧。

2.术前消化道准备：术前3天流质饮食，餐后漱口，冲洗食管。餐后睡前口服新霉素或甲硝唑消炎。食管梗阻的患者，术前3天每晚用抗生素生理盐水冲洗食管，以减轻水肿，预防术后吻合口瘘的发生。

3.呼吸道护理：患者术后清醒后应半卧位，观察呼吸形态、频率和节律。鼓励患者深呼吸、吹气球，促进肺膨胀。协助患者咳痰，必要时吸痰，保持气道通畅。

4.胸腔闭式引流护理：保持引流管通畅，观察引流液量、性状并记录。

5.胃肠减压护理：持续胃肠减压3～4天，待肛门排气，胃肠减压引流减少后，方可拔出。胃管脱出后应严密观察病情，不应再盲目插入，以免戳穿吻合口，造成吻合口瘘。

6.观察术后并发症：吻合口瘘是食管癌术后最严重的并发症，多发生在术后5～7天，表现为呼吸困难、胸腔积液和全身中毒症状。一旦出现，应立即通知医师并配合处理。护理措施包括：①嘱患者立即禁食，直至吻合口瘘愈合。②行胸腔闭式引流并常规护理。③加强抗感染治疗及肠外营养支持。④严密观察生命体征，若出现休克症状，应积极抗休克治疗。⑤需再次手术者，应积极配合医师完善术前准备。乳糜液积聚在胸腔内，压迫肺及纵隔向健侧移位。治疗主要采用胸腔闭式引流，负压吸引排出乳糜液。加强静脉营养支持，一般行胸导管结扎术。

7.胃肠造口术后的护理：妥善固定，防止脱出、阻塞，保护局部皮肤。每天需要2 000～

2 500ml 流质饮食,每 3~4 小时灌 1 次,可灌入牛奶、果汁、肉沫汤等,与体温相同。灌食速度不宜过快,每次不宜过多,300~500ml 以内。灌食初期胃造口管可每天更换 1 次,但不要求无菌。数周后可以拔去造口管,仅在灌食前插入即可。灌食后用温水擦净皮肤,必要时涂搽氧化锌软膏。

8. 术后反流症状严重者可采用半卧位,并服减少胃酸分泌的药物。

七、健康教育

1. 饮食:①少量多餐,由稀到干,逐渐增加食量,并注意进食后的反应。②避免进食刺激性的食物与碳酸饮料,避免进食过快、过硬食物,质硬的药片可碾碎后再服用,避免进食花生、豆类等,以免导致吻合口瘘。③进食后取半卧位,防止发生反流、呕吐。

2. 活动与休息:保证充分睡眠,劳逸结合,逐渐增加活动量。活动时应注意掌握活动量,术后早期不宜下蹲大、小便,以免引起体位性低血压或发生意外。

3. 术后 3~4 周再次出现吞咽困难,可能发生吻合口狭窄,应及时就诊。

4. 定期复查,坚持后续治疗。

第三节 胃癌病人的护理

一、病因病理

病因尚未完全清楚,目前认为与下列因素有关:

1. 地域环境及饮食生活因素:我国西北与东部沿海地区的发病率较高,南方较低。长期食腌制、熏、烤食品者发病率高,与上述食品中含有亚硝酸盐、真菌毒素、多环芳烃化合物等致癌物过高有关。

2. 幽门螺杆菌感染(helicobacter pylori,HP):也是引起胃癌的重要因素之一。

3. 癌前病变和癌前状态:与胃溃疡、萎缩性胃炎、胃息肉恶变有关。

4. 其他:与环境、饮食及遗传因素有关。胃癌好发病于胃窦部。胃癌的大体类型分为早期胃癌和进展期胃癌。早期胃癌分隆起型、浅表型和凹陷型,进展期胃癌分为结节型、溃疡局限型和弥漫浸润型。组织学的分类,分为腺癌(占绝大多数)、腺鳞癌等。淋巴转移是胃癌的主要转移途径,发生较早,晚期最常见肝转移。

二、临床表现

早期不明显,半数病人较早出现上腹隐痛,一般服药后可暂时缓解。少量出血时粪便隐血试验阳性。晚期病人出现恶病质。

体检早期无明显体征;晚期病人可扪及上腹部肿块,并可出现转移表现。

三、辅助检查

X 线气钡双重对比检查可发现较小而表浅的病变。纤维胃镜是确诊早期胃癌的有效方法。超声胃镜能观察到胃黏膜以下各层次和胃周围邻近脏器的图像。

四、治疗原则

早期发现、早期诊断和早期治疗是提高胃癌疗效的关键。采取手术为主的综合治疗。

五、护理措施

手术前后按胃大部切除手术护理;手术前、术中、术后遵医嘱进行化疗。

第四节　原发性肝癌病人的护理

一、病因病理

原发性肝癌是指发生于肝细胞和肝内胆管上皮细胞的癌。是我国常见的恶性肿瘤之一。其病因和发病机制尚未确定。尤以东南沿海地区为多见。好发于 40～50 岁,男多于女。目前认为与肝硬化、病毒性肝炎、黄曲霉素等某些化学致癌物质及水土因素有关。肝肿瘤分为良性和恶性两种。良性肿瘤少见,如肝海绵状血管瘤、肝腺瘤等。恶性肿瘤常见的是肝癌。肝癌又分原发性和继发性(转移性)两种。

二、临床表现

起病隐匿,早期缺乏典型表现。肝区疼痛是最常见的症状,时有右肩背部牵涉痛。伴发热、腹胀、食欲减退、乏力、消瘦等全身和消化道症状。中、晚期病人的肝脏呈进行性肿大、质地较硬、表面高低不平、有明显结节或肿块,可出现胸水。晚期病人呈恶病质。从出现症状获得诊断,如不治疗,常于半年内死亡。

三、辅助检查

（一）定性

1.甲胎蛋白测定(AFP):对诊断肝细胞癌有相对专一性,阳性率可达 80％以上。

2.血液酶学检查:血清中 γ-谷氨酸转肽酶、碱性磷酸酶和乳酸脱氢酶、同工酶等均可增高,但缺乏特异性。

（二）定位

1.B 超检查:能发现直径 2cm 或更小病变,诊断符合率可达 84％,可进行普查。

2.放射性核素肝扫描:对肝癌诊断的阳性符合率为 85％～90％,但对于直径 3cm 的肿癌,不易在扫描图上表现出来。

3.CT 检查:诊断符合率可达 90％,可检出直径约 1.0cm 的早期肝癌。

4.选择性腹腔动脉或肝动脉造影检查:对血管丰富的癌肿,其分辨率低限约 1cm,对 ＜2cm 的小肝癌其阳性率可达 90％,是目前对小肝癌的定位诊断的各种检查方法中最优者。

5.肝穿刺行针吸细胞学检查:有确定诊断意义,目前多采用在 B 超导引下行细针穿刺,有助于提高阳性率,但可导致出血、肿癌破裂和针道转移等。

四、鉴别诊断

1.肝脏良性肿瘤:常见有肝海绵状血管瘤、肝囊肿等。AFP 阴性。借助 B 超检查、CT 检查以及肝动脉造影等可鉴别诊断。

2.继发性肝癌:指人体其他部位的恶性肿瘤转移到肝脏的肿瘤。

五、治疗要点

早期诊断,早期治疗,根据不同病情进行综合治疗是提高疗效的关键;而早期施行手术切除仍是有效的治疗方法。

六、护理措施

（一）术前护理

安排舒适的环境,要全面检查肝功能和凝血功能。加强营养,输液、输血,纠正低蛋白血症,并给予保肝药物。术前给予维生素 K,改善凝血功能,防止出血。术前肠道准备:术前 3 天口服抗生素。术前 1 天清洁洗肠,减少血氨来源,用酸性溶液灌肠,禁用肥皂水等碱性液灌肠。

（二）术后护理

1.严密观察病情变化:观察神志、血压、脉搏、呼吸、尿量,注意有无出血及其他并发症。

2.吸氧3～5天(保肝的作用),给予保肝药物。

3.术后病情平稳后给予半卧位,鼓励咳嗽,协助翻身;要避免过早起床活动尤其是肝叶切除术后,以防止肝断面出血。

4.术后第1天禁食、输液,第2天可少量饮水,第3天如肛门排气可开始进流食。

5.伤口及引流管的护理同一般外科护理。

6.肝动脉插管护理:做好导管护理,妥善固定和维护导管;坚持无菌原则;为防止导管堵塞,注药后用肝素稀释液(25U/ml)2～3ml冲洗导管;治疗期间病人可出现消化道反应及血白细胞数量减少,若症状严重,药物减量;血白细胞计数<$4×10^9$/L,暂停化疗;若系胃、胆、胰动脉栓塞而出现消化道出血及胆囊坏死等并发症时,须密切观察生命体征和腹部体征,及时通知医师进行处理。拔管后,加压压迫穿刺点15分钟且卧床24小时,防止出血。

7.并发症的预防和护理

(1)癌肿破裂出血:若突然腹痛,伴腹膜刺激征,高度怀疑肿瘤破裂出血,及时通知医师,积极配合抢救。

(2)上消化道出血:食管静脉曲张破裂出血,以进少粗纤维的软食为主,一旦发生上消化道大出血,补充血容量及双气囊三腔管压迫止血、经内镜或手术止血。

(3)肝性脑病:加强生命体征和意识状态的观察,若出现性格行为变化,如欣快感、表情淡漠或扑翼样震颤等前驱症状时,及时通知医师。

七、健康教育

1.注意休息,避免劳累。

2.调节饮食,加强营养:给病人摄取足够营养,饮食以高糖、高热量、高维生素适量蛋白、低脂肪易消化食物。

3.遵医嘱继续按时服药。

4.定期复查:了解肝功能变化及病情复发情况。

第五节　胰腺癌病人的护理

胰腺癌是常见的消化系统恶性肿瘤之一,其发病率有逐年增多的趋势。40岁以上好发,男性比女性多见。该病早期诊断困难,手术切除率低,预后差。最常见部位为胰腺头颈部,约占2/3,又称胰头癌。壶腹部癌是指胆总管末段壶腹部和十二指肠乳头的恶性肿瘤,肿瘤在临床上与胰腺癌有不少共同点,统称为壶腹周围癌。

一、病因病理

病因不明。多数是单发,少数为多发,可发生在胰腺的各部。

二、临床表现

首发症状极易与胃肠、肝、胆等疾病相混淆,因此往往被忽视,延误治疗。最常见的有腹痛、黄疸和消瘦。

1.上腹痛和上腹饱胀不适:是最常见的首发症状。呈上腹钝痛、胀痛,可放射至后腰部。少数病人呈剧痛。多数病人对早期症状不在意,未能早期就诊而延误诊断和治疗。胰体部癌则以腹痛为主要症状,夜间较白天明显。晚期癌浸润神经丛,使腹痛加重,日夜腹痛不止。

2. 黄疸:是胰头癌最主要的症状和体征。黄疸一般是进行性加重,可伴有瘙痒,大便呈陶土色。

3. 消化道症状:如食欲缺乏、腹胀、消化不良、腹泻或便秘。部分病人可有恶心、呕吐。晚期癌瘤侵及十二指肠或胃可出现上消化道梗阻或出血。

4. 乏力和消瘦:患病初期即有乏力、消瘦、体重下降。是由于饮食减少、消化不良、休息与睡眠不足和癌瘤增加消耗等因素所致。

5. 晚期偶可扪及上腹部肿块,质硬、固定,可有腹水。呈现恶病质,肝、肺或骨骼等转移癌表现。

三、治疗要点

早发现、早诊断和早期手术治疗。手术切除是胰头癌治疗的有效方法。胰腺癌未有远处转移者,应争取行胰头十二指肠切除术,辅助化学、免疫、放疗、中药治疗等。

四、护理措施

(一)改善病人全身情况

1. 加强营养、纠正低蛋白血症:宜给高蛋白、高糖、高维生素、低脂肪饮食,辅以胰酶等助消化药物。

2. 维持水、电解质平衡。

3. 补充维生素 K,从入院起即应注射维生素 K,直到手术,同时进行保肝治疗。

4. 控制糖尿病:胰腺癌病人糖尿病发生率比普通人群高得多,一旦检查证实,应使用胰岛素控制血糖在 7.2~8.9mmol/L,尿糖在(+)~(−)范围内。

(二)术前减黄

不是常规做法,但全身状态差,胆红素高于 $342\mu mol/L$,粪胆原阴性,黄疸出现时间超过 2 周且越来越重,并有先兆肾功能不全者应考虑减黄。具体方法有胆囊造瘘、PTCD 等。

(三)预防手术后并发症

1. 预防性使用抗生素:术前若无感染,不必过早应用抗生素,于手术开始前 30 分钟静脉给一次足量广谱抗生素即可。手术超过 4 小时再添加一个剂量。

2. 防止胰瘘,除管理好胰管引流和腹腔引流外,可用生长抑素八肽抑制胰液分泌,能显著减少胰瘘机会。

3. 合理进行营养支持。

4. 重视引流管的管理,密切观察胃管、胆道、胰管引流和腹腔引流情况,保持通畅,准确记录引流量并注意其形状变化,发现问题随时解决。壶腹癌与胰腺癌相似,其特点是较早出现黄疸、寒战、高热。常在进食后,尤其在进食油腻食物后腹痛、腹胀明显。由于临床表现出现较早,较易早期发现,因此,手术治愈率和生存率较胰腺癌要高。

第六节　大肠癌病人的护理

一、病因病理

(一)病因

大肠癌的病因虽未明确,但其相关的高危因素已渐明确,如过多的动物脂肪及动物蛋白饮食,缺乏新鲜蔬菜及纤维素食品,缺乏适度的体力活动。遗传易感性如遗传性非息肉性结肠癌的家族成员为结肠癌的高危人群。有些疾病如家族性肠息肉病,已被公认为癌前期疾病;结肠腺瘤、溃疡性结肠炎、克罗思病及结肠血吸虫病肉芽肿也与结肠癌发生有较密切关系。

（二）病理

根据肿瘤大体形态分为三类,即肿块型、浸润型、溃疡型;显微镜下组织学分类较常见的为:①腺癌,占结肠癌的大多数。②黏液癌,预后较腺癌差。③未分化癌,易侵入小血管和淋巴管,预后最差。淋巴转移是最常见的转移方式,首先到结肠壁和结肠旁淋巴结,再到肠系膜血管周围和肠系膜血管根部淋巴结。血行转移多见于肝,其次为肺、骨等。转移也可直接浸润到邻近器官。如乙状结肠癌常侵犯膀胱、子宫、输尿管;横结肠癌可侵犯胃壁。脱落的癌细胞也可在腹膜种植转移。

二、临床表现

（一）结肠癌

排便习惯和粪便性状改变是最早出现的症状,表现为大便次数增多,腹泻、便秘,粪中带血、脓及黏液。常以血便为突出表现,便血的量和性状往往与肿瘤的部位有关,病变越接近肛门血色越鲜,且往往是血、便分离;病变越远离肛门,血色越暗,且与粪便相混,也可有黏液脓血便伴里急后重。腹痛为持续性隐痛。晚期有肠梗阻症状及恶病质。右半结肠肠腔较大,右半结肠癌一般为腹泻、便秘症状交替出现,发病特点为贫血、腹部包块和消瘦;左半结肠肠腔较小,肿瘤多为浸润型,引起环状狭窄,左半结肠癌以肠梗阻、便秘、腹泻、便血等为主要表现。

（二）直肠癌

早期仅有少量血便或排便习惯改变。当病情发展或伴感染时,才出现显著症状。血便是直肠癌患者最常见的症状,通常为黏液血便或脓血便;其次直肠刺激症状、粪便变细及晚期恶病质;侵犯相邻器官造成的相关症状等。排便时有黏液血便是直肠上段癌。

三、辅助检查

结肠癌主要辅助检查有大便隐血试验、纤维结肠镜、X线钡剂灌肠、B超和CT检查、血清癌胚抗原(CEA,预测预后和监测复发)。

直肠癌除上述检查外,首选直肠指检,指检可查出癌肿部位,距肛缘的距离,癌肿的大小、范围、固定程度、与周围脏器的关系等,是重要、最简单有效的检查方法。

四、治疗要点

1.结肠癌治疗:结肠癌根治术、姑息性手术和并发肠梗阻时紧急处理。非手术治疗主要是化疗和中医药治疗。

2.直肠癌治疗:直肠癌根治术根据肿瘤位置高低不同,有 Miles 和 Dixon 两种手术方法。姑息性手术和非手术治疗方法,放疗和化疗、电灼、冷冻等,其他治疗方法有基因治疗、导向治疗和免疫治疗等。

（1）Dixon 手术(经腹直肠癌切除术):适用于腹膜返折以上(癌肿距离齿状线 5cm 以上)的直肠癌,经腹切除乙状结肠和直肠大部分,做乙状结肠和直肠吻合,保留正常肛门。

（2）Miles 手术(经腹会阴联合直肠癌根治术):适用于腹膜返折以下的直肠癌,切除乙状结肠、全部直肠、肛管及肛门周围 5cm 直径的皮肤及全部肛门括约肌,不能保留肛门,于左下腹行永久性乙状结肠或结肠造口(人工肛门)。

五、护理措施

(一)术前护理

1.心理护理。结肠造口的心理疏导和术前知识指导、告知。

2.给予高蛋白、高热量、维生素丰富、易消化的少渣饮食,纠正水、电解质紊乱。

3.肠道准备:是直肠癌根治术前重要的特殊护理。

(1)传统肠道准备法:控制饮食,术前3天少渣半流质饮食,术前2天流质饮食,术前1天禁食,以减少粪便的产生,有利于清洁肠道;使用药物,术前3天口服新霉素或卡那霉素;由于肠道菌群被抑制,影响了维生素K的合成与吸收,故应同时给予注射维生素K;清洁肠道。术前3天,每晚用番泻叶开水冲泡饮服,口服泻剂硫酸镁15~20g,术前2天晚用肥皂水灌肠,术前1天晚及术日晨清洁灌肠。灌肠时橡胶肛管轻柔插入,禁用高压灌肠,以防刺激肿瘤导致癌细胞扩散。

(2)全肠道灌洗法:术前12~14小时开始服用37℃等渗平衡电解质溶液,产生容量性腹泻达到清洁肠道的目的,灌洗全过程需3~4小时,总灌洗量不少于6 000ml。有免除灌肠造成癌细胞扩散的可能。但年老体弱和心、肾等重要器官功能障碍和肠梗阻的患者不宜应用。

(3)甘露醇口服肠道准备法:口服5%~10%甘露醇,使患者有效腹泻,达到清洁肠道目的。甘露醇在肠道内被细菌酵解,可产生易引起爆炸的气体,手术中禁用电刀。

(4)其他准备:术前2天每晚用1:5 000高锰酸钾溶液坐浴。女性患者肿瘤侵犯阴道后壁,术前3天每晚行阴道冲洗。术日晨留置胃管和尿管。

(二)术后护理

1.密切观察病情变化。

2.术后6小时取半卧位,有利于腹腔引流。

3.禁食、胃肠减压期间给予静脉营养,记录24小时出入液量。术后2周给高蛋白、高热量、富含维生素及易消化的少渣食物。

4.留置尿管期间保持尿管通畅,避免扭曲、受压。定时夹闭尿管,训练膀胱排尿功能。

5.保持腹腔引流管通畅,观察引流液的性质、量及颜色,并详细记录。

(三)结肠造口护理

1.观察造口肠段的血供及张力情况:注意有无出血、坏死和回缩等异常。

2.保护造口周围皮肤:结肠造口开放前,及时更换渗湿的敷料,以免浸渍皮肤。及时清理流出的粪便,温水清洗并消毒造口周围皮肤,复方氧化锌软膏涂抹,防止浸渍糜烂。每次排便后,造口以凡士林纱布覆盖外翻的肠黏膜,外盖厚敷料保护。

3.保护腹部切口:人工肛门于术后2~3天肠蠕动恢复后开放,取左侧卧位,并用塑料薄膜将腹部切口与造瘘口隔开,防止流出稀薄的粪便污染腹部切口。

4.保持排便通畅:若患者进食后3~4天未排便,可用液状石蜡或肥皂水经结肠造口做低压灌肠,橡胶肛管插入造口不超过10cm,压力不可过大,以防肠管穿孔。

5.正确使用人工肛门袋(造口袋):根据造口大小选择3~4个合适的造口袋备用。每次更换新袋前先用中性皂液或0.5%氯己定(洗必泰)溶液清洁造口周围皮肤,再涂上氧化锌软膏。造口袋内充满1/3排泄物时,应更换造口袋。粪便成形及养成定时排便的习惯后,可不佩戴人工肛门袋。人工造口袋不宜长期持续使用,以防造瘘口黏膜及周围皮肤糜烂。

6.并发症的预防:①造口狭窄:造口处拆线后,每日进行肛门扩张1次。②切口感染。③吻合口瘘。注意观察,为防止影响愈合,术后7~10天不可灌肠。

(四)会阴部切口护理

保持会阴部清洁,敷料如有渗湿应及时更换。Miles术后会阴部残腔大,渗血多,应注意保持引流管通畅。拔除引流管后给予温热的1:5 000高锰酸钾溶液坐浴,每日2次。

六、健康教育

1.使患者掌握预防大肠癌的知识,注意饮食、遗传及慢性肠道疾病等相关危险因素。

2.给予产气少、易消化、无刺激性的饮食,避免进食过稀、过凉、辛辣、高脂食物,避免进食过多粗纤维食物(如芹菜),多吃新鲜蔬菜和水果。

3.学会人工肛门的自我护理方法,指导患者1~2周扩张造口1次,坚持3个月,防止狭窄;每天定时结肠灌洗,训练有规则的肠蠕动。

4.适当活动,术后1~3个月避免重体力劳动。

5.定期化疗及门诊复查。

第七节 肾癌病人的护理

一、病因病理

原因不明,吸烟可能是肾癌的危险因素,肾癌亦称肾腺癌、肾细胞癌,是最常见的肾实质恶性肿瘤,常累及一侧肾,多单发,源自肾小管上皮细胞,瘤体为类圆形,外有假包膜,切面黄色,肿瘤内可有出血、坏死和钙化,少数为多囊性,肾癌可经淋巴和血行转移。

二、临床表现

多发生于50~60岁,男性多于女性,早期常无症状,主要表现为间歇性、无痛性全程肉眼血尿,肾盂癌更为严重;腹部肿块是婴幼儿肾母细胞瘤的最早表现。疼痛为腰部隐痛或钝痛,血块阻塞输尿管可出现肾绞痛;部分病人可有低热、血沉快、红细胞增多症、高血钙症等肾外表现。

三、辅助检查

首选B超,此外,X线、排泄性尿路造影、CT、MRI、肾动脉造影对诊断亦有帮助。

四、治疗要点

早期行根治性肾切除。

五、护理措施

1.术前护理:消除心理恐惧,鼓励多饮水。

2.术后护理

(1)一般护理:手术后血压平稳后取半卧位,卧床5~7天,避免过早下床活动引起手术部位出血。

(2)病情观察:观察生命体征及监测24小时尿量。

(3)引流管护理:保持引流通畅,观察引流液的颜色、性质及量。

(4)定期复查肾、肝、肺功能,及早发现转移病灶。

第八节　膀胱癌病人的护理

一、病因病理

膀胱癌居于泌尿系肿瘤首位，原因不明，可能与长期吸烟、喝咖啡、食用糖精、长期服用镇痛药物非那西汀、长期使用环磷酰胺，接触化工染料、橡胶塑料、油漆、洗涤剂，以及慢性膀胱炎症、结石等均有关系。

二、临床表现

主要表现为间歇性、无痛性全程肉眼血尿，后期可出现尿路刺激征、排尿困难、尿潴留、贫血、腹部肿块等。

三、辅助检查

膀胱镜检查，尿脱落细胞学检查，B超及X线检查。

四、治疗要点

早期手术治疗，配合化疗、放疗。

五、护理措施

1. 术前护理：改善全身营养状况，进行耐心的心理疏导。

2. 术后护理

(1) 一般护理：病情稳定后取半卧位，胃肠功能未恢复者应禁饮食，胃肠功能恢复后应加强营养，并鼓励多饮水。

(2) 病情观察：观察生命体征和肾功能，保持切口清洁，预防感染发生。

(3) 引流管的护理：各种引流管要保持通畅，输尿管末端皮肤造口管一般在手术后2周拔管，回肠膀胱术后10~12天拔除输尿管引流管和回肠膀胱引流管，可控膀胱术后8~10天拔除肾盂输尿管引流管，10~12天拔除储尿囊引流管，2~3周拔除输出道引流管，并训练自行排尿。

(4) 放疗和化疗：一般在手术后2周进行。

第九节　乳腺癌病人的护理

乳腺癌是常见的乳腺恶性肿瘤，也是女性最常见的恶性肿瘤。以中年女性多见，但有年轻化趋势。男性乳腺癌罕见。

一、病因

尚不清楚，一般认为绝经前和绝经后雌激素水平增高是刺激发生乳腺癌的明显因素，雌激素中的雌酮有明显的致癌作用。此外，遗传因素、饮食因素、外界理化因素，以及某些乳房良性疾病与乳腺癌的发生有一定关系。

二、临床表现

1. 乳房肿块：45%~50%在外上象限，其次是乳头、乳晕和内上象限。早期表现为无痛、单发、质硬、表面不光滑、与周围组织分界不清、不易推动的包块。一般无自觉症状，常于洗澡、更衣或查体时发现。

2. 皮肤改变：出现"酒窝征""橘皮样"改变。晚期，癌细胞侵入皮肤，可出现多个坚硬小结节，形成卫星结节；癌细胞侵入背部、双侧胸壁，可限制呼吸；有时皮肤破溃形成溃疡呈菜花状。

3.乳头改变:乳腺癌的乳头异常主要有乳头脱屑、糜烂、回缩、固定等。

4.区域淋巴结肿大:常为患侧腋窝淋巴结肿大,淋巴结先为散在、数目少、质硬、无痛、可被推动;以后数目增多,并融合成团,甚至与皮肤或深部组织粘连。大量癌细胞堵塞腋窝淋巴管可致上肢淋巴水肿。晚期锁骨上淋巴结增大、变硬。少数对侧腋窝淋巴结转移。

5.全身症状:早期一般无全身症状,晚期病人可有恶性肿瘤转移表现,如肺转移时出现胸痛、咯血、咳嗽、气急;骨转移时出现腰背痛、病理性骨折(椎体、骨盆、股骨);肝转移时出现肝大、黄疸。

6.特殊类型癌:包括炎性乳腺癌、乳头湿疹样癌。

三、分期

Ⅰ期:原发肿瘤小于 2cm,淋巴结无转移,皮肤无改变。

Ⅱ期:原发肿瘤大于 2cm,有腋淋巴结转移,淋巴结活动,可有酒窝征。

Ⅲ期:原发肿瘤大于 5cm,有腋淋巴结转移,淋巴结固定。

Ⅳ期:原发肿瘤期无论大小,有锁骨上或锁骨下淋巴结转移,远处转移。

四、治疗要点

以手术为主,辅以化疗、放疗、内分泌治疗等综合疗法。

1.手术治疗

(1)乳腺癌根治术:原发灶及区域淋巴结应做整块切除;切除全部乳腺及胸大、小肌;腋窝淋巴结做整块彻底的切除适于Ⅰ、Ⅱ期病人。

(2)乳腺癌扩大根治术:在乳腺癌根治术的基础上同时切除胸廓内动、静脉及其周围的淋巴结(即胸骨旁淋巴结)。

(3)改良乳腺癌根治术:保留胸大肌、胸小肌或保留胸大肌,切除胸小肌。

(4)乳房单纯切除或部分切除术:适用于晚期或年老体弱不能耐受根治术者。

2.化疗。

3.放疗。

4.内分泌治疗。

五、护理措施

(一)心理护理

1.关心、尊重、耐心倾听,鼓励病人表达想法及要求。

2.介绍手术必要性,并取得家属尤其病人配偶的支持、理解与合作。

3.术后引导病人正视现实,观看伤口,介绍有关整形、修饰弥补缺陷的方法。

(二)术前护理

1.提供多方面的生活护理,指导病人进食高营养、易消化食物,以满足机体营养需要,并储备能量,达到耐受手术的目的;养成良好的排便习惯,保持大便通畅。

2.完善有关检查,做好手术区皮肤的准备。

(三)术后护理

1.严密观察病情,术后给予平卧位,严密监测各项生命体征。病人清醒且生命体征平稳后取半卧位。

2.术后 24 小时内麻醉清醒后,即可开始协助病人进行手指、腕和腿部的屈曲和伸张运动。嘱病人在伤口愈合前,不做患肢手臂外展运动。

3.术后 3~5 天可开始患肢的功能锻炼,从肘部开始逐步发展到肩部,如鼓励病人用患侧的手进行日常自理活动,如刷牙、梳头、洗脸等。

4.指导病人在仰卧或坐位时将上肢外展,肘部放在枕头上,使其抬高过肩。避免上肢内收,以防造成腋下挛缩,引起不适。

5.待腋下引流管拔除之后,术后 10~12 天可教病人逐渐做上臂的全范围关节运动,如手指爬墙、画圈运动等。

6.术后 5 年内避免妊娠,防止复发。

第十节 骨肿瘤病人的护理

一、概述

（一）分类和病理

1.分类:按肿瘤来源分为原发性和继发性;按肿瘤细胞来源分为骨性、软骨性、纤维性、骨髓性、脉管性和神经性等。

2.病理:根据外科分级(G)、肿瘤区域(T)及转移(M)情况进行外科分期,大致判断肿瘤的良恶程度。

（二）临床表现

1.疼痛和压痛。良性肿瘤疼痛及压痛不明显,边界清楚。恶性肿瘤疼痛及压痛开始较轻,以后显著,最后形成剧烈疼痛。

2.肿块和肿胀。良性骨肿瘤局部肿块,质硬,肿胀不明显。恶性骨肿瘤有肿胀,而且在长管状骨干骺端肿胀明显,皮肤发热,局部表浅静脉怒张。

3.功能障碍和压迫症状。

4.病理性骨折和脱位。

5.转移表现。通过淋巴或经血行转移至淋巴结、肺、脑和肝等。

（三）辅助检查

1.X 线表现:Codman 三角,多见于骨肉瘤。"葱皮样"改变常见于尤因肉瘤。若骨肿瘤生长迅速,肿瘤骨与反应骨呈"日光射线"影像。

2.实验室检查:注意检查血钙、血磷、酸性磷酸酶和碱性磷酸酶。

3.病理检查:切开活检;穿刺活检。

（四）治疗要点

良性骨肿瘤一般手术切除。恶性骨肿瘤采取手术为主的综合治疗,包括术前、术后化疗及放疗、免疫及中药治疗。力争既切除肿瘤又保全肢体。

（五）护理措施

1.心理护理。

2.加强营养,必要时行营养疗法。

3.较重的疼痛可按"三级镇痛"方案止痛,一级镇痛是应用非麻醉性药物,用于一般疼痛;二级镇痛应用弱麻醉性药物,如可卡因,用于中度疼痛;三级镇痛应用强麻醉性药物,如吗啡,用于持续性剧痛。

4.化疗患者密切观察患者反应。

5.术前护理:根据手术部位进行必要的准备,下肢手术患者在术前 2 周开始股四头肌收缩练习;术前 3 天开始备皮;骶尾部手术术前 3 天开始服肠道消炎药,术前日晚和术日晨清洁灌肠等。

6.术后护理

(1)观察生命体征变化。手术部位有无出血和感染;石膏固定患者加强石膏护理。

(2)体位。术后卧位首先取决于麻醉,之后一般患肢抬高,膝部术后关节屈曲 15°,膝关节屈 90°。髋关节外展中立或内旋位。

(3)应用有效抗生素预防感染。

(4)指导患者功能锻炼。

(5)术后疼痛护理。重视患者术后伤口疼痛,适当镇痛。如术后 3 天疼痛不减,反而加重,体温增高,血中性粒细胞增多,感染可能性极大。

(6)心理护理。

(六)健康教育

保持平稳心态,树立战胜疾病的信心。恶性肿瘤患者应坚持按计划接受综合治疗。指导患者正确使用各种助行器,如拐杖、轮椅等,尽快适应新的行走方式。制订康复锻炼计划,指导患者按照计划锻炼,调节肢体适应能力,以最大程度恢复患者的生活自理能力。定期复诊。

二、常见骨肿瘤

(一)骨软骨瘤

1.病理:好发于长管状骨的干骺端,属于骨生长方向的异常和长骨干骺区的再塑错误。多见于青少年,是一种常见的骨肿瘤。

2.临床表现:可长期无症状,多数是无意中发现骨性肿块。当肿瘤长大对周围组织产生压迫时,可出现疼痛。

3.辅助检查:X 线检查见长骨干骺端骨性突起,可呈有蒂、杵状或鹿角状。

4.治疗要点:治疗原则为手术切除。

(二)骨巨细胞瘤

1.病理:好发于股骨下端和胫骨上端,20～40 岁多见,是介于良性和恶性之间的临界瘤。

2.临床表现:局部疼痛、肿胀,如肿瘤侵及关节将影响关节功能。

3.辅助检查:X 线检查显示骨端偏心性溶骨性破坏,骨皮质变薄、膨胀,呈肥皂泡样改变,无骨膜反应。

4.治疗要点:以手术治疗为主,化疗无效。对手术困难的部位可放疗。

(三)骨肉瘤

1.病理:是原发性骨肿瘤中最多见、恶性程度很高的恶性肿瘤。好发于 10～20 岁青少年,以长管状骨的干骺端多见,血行转移以肺多见。

2.临床表现:局部疼痛,逐渐加重,直至剧痛难忍。病变部位肿胀,肿瘤血管丰富,表现皮温高、静脉怒张、震颤和血管杂音。关节功能障碍,病理性骨折,晚期恶病质。

3.辅助检查:X 线上出现 Codman 三角,并出现"日光射线"影像。

4.治疗要点:治疗原则以手术为主的综合治疗,手术前、后大剂量化疗,行肿瘤段切除、假体植入的保肢手术,或截肢手术。

第十一节　颅内肿瘤病人的护理

一、概述

发病部位以大脑半球最多,常见的颅内肿瘤有以下几种:①神经胶质瘤:多为恶性,占颅内肿瘤的40%～50%。②脑膜瘤:良性居多,约占20%。③垂体腺瘤:良性,来源于腺垂体。④听神经瘤:良性,约占10%。⑤颅咽管瘤:良性,约占5%。

二、临床表现

1.颅内压增高:90%以上的患者可出现颅内压增高的症状和体征。80%的患者可发生视力减退。

2.局灶症状和体征:因部位不同而各异,如癫痫发作、意识障碍、进行性运动障碍或感觉障碍、各种脑神经的功能障碍、小脑症状等。

三、诊断

CT、MRI及血清内分泌激素的检测是目前最常用的辅助检查手段,影像学显示小病灶周围严重脑水肿是其特点。

四、治疗要点

包括:①降低颅内压;②手术治疗;③放疗;④化疗;⑤中医治疗等。

五、护理措施

1.颅内压增高的护理:严格卧床休息,床头抬高15°～30°,利于颅内静脉回流,降低颅内压。避免剧烈咳嗽和用力排便,防止颅内压骤然升高导致脑疝。

2.体位:术后为患者翻身时,应有人扶持头部,使头颈躯干成一直线,防止头颈部过度扭曲或震动。颅内巨大占位性病变清除术后,因颅腔留有较大空隙,24小时内手术区应保持高位,以免突然翻动时发生脑和脑干移位。

3.病情观察:观察有无脑脊液漏,一旦发现,应及时通知医师。患者取半卧位,抬高头部以减少漏液。为防止颅内感染,头部包扎使用无菌绷带,枕上垫无菌治疗巾并经常更换,定时观察有无渗血和渗液。

第十二节　原发性支气管肺癌病人的护理

一、病因与发病机制

1.吸烟:是最重要的危险因素。烟草中含有致癌物质,主要是苯并芘。吸烟可导致支气管上皮细胞纤毛脱落、上皮细胞增生、鳞状上皮化生等病理改变。

2.职业因素:石棉、无机砷化合物、煤烟、焦油和石油等。

3.空气污染:室内污染、汽车废气、工业废气、公路沥青等。

4.电离辐射,大剂量电离辐射可引起肺癌。

5.饮食与营养:食物中维生素A含量少或血清维生素A低时,易患肺癌。

6.其他:遗传、病毒感染、某些慢性肺部疾病与肺癌的发生有一定关系。

二、分类

1.按解剖学部位分类:中心型肺癌,多为鳞状上皮癌和小细胞未分化癌;周围型肺癌,以腺癌较多见。

2.按组织学分类:鳞癌最常见,多见于老年男性,与吸烟关系最密切;腺癌,女性多见,对化疗、放疗敏感性较差；<u>小细胞未分化癌恶性程度最高</u>，对化疗、放疗较其他类型敏感；大细胞未分化癌，恶性程度较高。

三、临床表现

1. 由原发肿瘤引起的症状：<u>咳嗽是最早出现的症状</u>，为刺激性干咳或阵发性呛咳，有少量黏液痰，癌肿增大引起支气管狭窄时，咳嗽加重，为持续性高调金属音；咯血，常为痰中带血或间断血痰，如癌肿侵犯大血管时，可引起大咯血；呼吸困难；发热，多为低热，抗生素药物治疗效果不佳；体重减轻；肺癌患者晚期最突出的症状是疼痛和呼吸困难。<u>肺癌多转移至右锁骨上淋巴结</u>。

2. 肿瘤压迫或转移引起的症状：侵犯或压迫食管可有吞咽困难；喉返神经受压可致声音嘶哑；压迫上腔静脉可引起上腔静脉压迫综合征，出现头面、颈部、上肢及前胸部淤血水肿和静脉曲张，还可出现头晕、头痛、眩晕等；肿瘤位于肺尖压迫颈交感神经可引起<u>Horner 综合征</u>，出现<u>同侧瞳孔缩小、上眼睑下垂、眼球内陷、额部少汗等</u>；肺尖发生的支气管肺癌并侵犯肺上沟部，引起肩部和上胸壁疼痛，称 Pancoast 综合征；转移到骨可有局部疼痛；皮肤转移可触及皮下结节；转移到肝时引起肝大、黄疸、腹水等。

3. 肿瘤作用于其他系统引起的肺外表现：内分泌、神经肌肉、结缔组织、血液系统和血管的异常表现，又称副癌综合征。肥大性骨关节病，杵状指；男性乳房发育；肌力减弱、水肿、高血压、血糖增高等库欣综合征；食欲缺乏、恶心、呕吐、嗜睡、定向障碍等抗利尿激素分泌失调综合征；钙、磷代谢紊乱；神经肌肉综合征。

四、辅助检查

1. <u>影像学检查</u>：是最基本、应用最广泛的影像学检查方法，也是发现肺癌最主要的一种方法。中心型肺癌可有不规则的肺门增大阴影，周围型肺癌可见边界毛糙的结节状或团块状阴影。

2. <u>痰脱落细胞检查</u>：是简单有效的早期诊断方法。

3. 纤维支气管镜检查：是诊断肺癌最可靠的手段。

五、治疗要点

1. 肺癌综合治疗的方案：小细胞肺癌多选用化疗加放疗及手术，非小细胞癌（鳞癌、腺癌、大细胞癌的总称）先手术，然后放疗和化疗。

2. 不能手术者选用放射治疗同时配合化疗，小细胞未分化癌效果最好，其次为鳞癌，腺癌最差。

3. <u>化疗效果最明显的是小细胞未分化癌</u>，鳞癌其次，腺癌效果最差。常用的化疗药物为环磷酰胺、多柔比星、长春新碱等，采用联合、间歇、短程用药。

4. 免疫治疗及中医中药治疗。

六、护理措施

1. 心理护理：减轻焦虑不安，向患者介绍疾病的基础知识和手术情况，使患者充分配合各项治疗。

2. 一般护理：戒烟。加强营养，不能进食者给予鼻饲或静脉营养；做好生活护理。

3. 术前指导：指导患者腹式深呼吸练习及有效咳嗽，预防肺部并发症的发生。指导患者在床上进行腿部运动，以避免腓肠肌血栓的形成。告知患者在手术后安放胸膜腔引流管的目的及注意事项。

4.术后护理

(1)保持呼吸道通畅:鼓励患者深呼吸,有效咳嗽,必要时进行吸痰。患者如有气促、发绀征象,应及时报告医师处理。给予氧气吸入。呼吸道分泌物黏稠者,可用糜蛋白酶、地塞米松等药物行超声雾化。

(2)维持生命体征:注意有无呼吸窘迫的现象。若有异常,立即报告医师。

(3)体位:血压稳定后,采用半坐卧位。肺叶切除者可采用平卧或左右侧卧位。肺段切除术或楔形切除术者,应避免手术侧卧位。全肺切除术者,应避免过度侧卧,可采取1/4侧卧位。出现血痰或支气管瘘管,应取患侧卧位。避免采用垂头仰卧式。

(4)减轻疼痛:适当给予镇痛药,需观察呼吸受抑制征象。安排舒适体位,指导患者翻身,增加舒适度。

(5)维持液体平衡和补充营养:掌握输液的量和速度,防止前负荷过重而导致水肿。记录24小时出入量。患者意识恢复且无恶心症状,拔除气管插管后即可开始饮水。肠蠕动恢复后,即可开始进食清淡流质、半流质饮食,患者无不适改为普食,给予高蛋白、高热量、丰富维生素、易消化饮食。

(6)活动与休息:鼓励患者早期下床活动,预防肺不张,改善呼吸循环功能,增进食欲。促进手臂和肩膀的运动,预防术侧肩关节强直及失用性萎缩。

(7)伤口护理。

(8)维持胸腔引流通畅:按胸腔闭式引流常规进行护理。密切观察引流液量、色、性状,有活动性出血,需立即通知医师处理。

5.纤维支气管镜检查的护理

(1)术前4~6小时开始禁食,以免术中呕吐误吸。术前半小时肌内注射地西泮,唾液多时可给予阿托品,减少气管内分泌物。

(2)患者取仰卧位,肩部略垫高。检查时观察面色、呼吸、脉搏等情况。

(3)术后2小时内禁食、禁水,以防误吸入气管。待麻醉作用消失后方可进少量温凉流质。鼓励患者轻咳出气管内的痰液和血液。观察患者有无呼吸道出血、胸痛、气急等情况。当出血较多时,应通知医师。发生大咯血时应及时配合抢救。若有胸痛、气急或呼吸困难加重的情况,应注意观察是否并发气胸,并做好相应护理。按医嘱应用抗生素,预防呼吸道感染。

七、健康教育

1.宣传吸烟的危害,提倡不吸烟或戒烟,并注意避免被动吸烟。

2.改善工作环境,防止空气污染。

3.对肺癌高危人群定期体检。

4.给予患者及家属心理上的支持,增强治病的信心,维持生命质量。

5.指导患者坚持化疗或放疗。

6.指导患者加强营养,劳逸结合,避免呼吸道感染,增强抵抗力。

7.出现伤口疼痛、剧烈咳嗽及咯血等症状时应尽快返院治疗。

8.对晚期癌肿转移患者,指导家属对患者的临终护理。

第九章 内分泌、营养及代谢疾病病人的护理

第一节 甲状腺功能亢进病人的护理

一、病理生理

甲状腺功能亢进(简称甲亢)是甲状腺激素分泌过度所造成的以全身代谢亢进和自主神经系统功能紊乱为主要特征的疾病。本病多见于女性,以 20～40 岁最多见。

二、临床表现

1. 全身表现:怕热,多汗,乏力,体重减轻。

2. 甲状腺肿大:多为弥漫性对称性肿大,质软,触诊时有震颤,听诊可闻及血管杂音。

3. 眼征(突眼征):双侧眼球突出,眼裂增宽,上下眼睑难以闭合,眼睑不能盖住角膜。但继发于结节性甲状腺肿的甲亢病人多无突眼征。

4. 心血管系统功能改变:病人心悸、心慌、心律失常;脉快有力,脉率每分钟常在 100 次以上,特点是休息和睡眠时仍较快。

5. 精神症状:表现为交感神经过度兴奋:性情急躁,容易激动,烦躁易激惹,失眠,双手震颤。

6. 消化系统:吃得多但容易饿,大便次数增多,腹泻。

7. 皮肤肌肉:皮肤潮湿、肌肉软弱无力、疼痛,甚至肢体突然不能活动(周期性瘫痪)。

8. 血液系统:可以引起白细胞减少、血小板减少或贫血。

9. 内分泌紊乱:月经失调、不孕、早产等。

三、治疗要点

甲亢的外科治疗是行甲状腺大部切除手术。对于手术治疗,除了青少年病人,病情较轻者及伴有其他严重疾患不宜手术者外,均可手术治疗。手术时机的选择,一般药物准备 2～3 个月后,甲亢症状得到控制,患者情绪稳定,睡眠好转、体重增加,脉率控制在 90 次/分以下,基础代谢率<20%,T_3、T_4 值在正常范围,可进行手术。

四、护理措施

(一)术前护理

1. 一般护理

(1)休息:保持环境凉爽、安静,避免与病情危重的病人同住一室,使病人得以充足休息。应减少活动,避免体力消耗。必要时可卧床休息或遵医嘱给予镇静剂。

(2)饮食:给予高热量、高蛋白、高维生素饮食,鼓励多饮水,忌浓茶、咖啡、烟酒以及辛辣等刺激性食物。每周测体重,了解营养状况的变化。

(3)提供情感支持:理解病人情绪激动是由于体内激素失衡造成的,并告知病人家属。

2. **药物准备**:目的是降低甲状腺功能和基础代谢率,减轻甲状腺肿大及充血。常用药物如下:

(1)开始即口服碘剂,2～3 周后甲亢症状得到基本控制,便可进行手术。常用复方碘化钾溶液,每日 3 次,第一日每次 3 滴,第二日每次 4 滴,依此逐日每次增加 1 滴至每次 16 滴

为止,然后维持此剂量。

(2)先用硫脲类药物,待甲亢症状得到基本控制后停药,改服2周碘剂,再行手术。碘剂的作用在于抑制蛋白水解酶,减少甲状蛋白的分解,从而抑制甲状腺素的释放,还能减少甲状腺的血流量,减少腺体充血,使腺体缩小变硬。但由于碘剂不能抑制甲状腺素的合成,一旦停服后,将使甲亢症状重新出现,因此凡不准备施行手术治疗的甲亢病人均不能服用碘剂。

普萘洛尔能控制甲亢的症状,缩短手术前准备的时间。由于普萘洛尔在体内的有效半衰期不到8小时,故最后一次服用须在术前1~2小时,术后继续口服4~7日。另外,术前不用阿托品,以免引起心动过速。

(二)术后护理

1.一般护理

(1)体位:血压平稳后给予半卧位,可减少切口张力,并有利于呼吸和切口渗出物的引流。

(2)饮食:术后6小时如无恶心、呕吐可给予病人温凉流食,少量慢咽以减轻因吞咽引起的疼痛,术后2~3天可给予半流食。若病人出现呛咳,应暂禁饮食。

(3)伤口引流护理:术后伤口内常放置胶片引流或胶管引流,保持引流通畅,注意引流液性质及量。引流物一般在术后24~48小时拔除。

(4)严密观察病情:及时发现术后并发症,定时测量生命体征,直至平稳。注意观察切口渗血及引流管情况。如发现呼吸困难,应立即判断原因,及时采取有效措施,保持呼吸道通畅;如有高热、脉速、烦躁不安,应警惕甲状腺危象的发生;检查颈部伤口敷料有无渗血,注意颈部有无肿胀;病人麻醉清醒后,鼓励讲话,注意发音情况;病人饮水后,注意有无呛咳,了解有无喉返神经、喉上神经等损伤。

(5)药物:继续服用碘剂,每次16滴,逐日每次减少1滴,至每次3滴为止。术前服用心得安者,术后继续服用4~7天。

(6)增进舒适:术后早期可用止痛药物,减轻疼痛。颈部放置冰袋,增加舒适感和减轻水肿。可进食冰凉液体,减轻咽部疼痛。

(三)并发症观察和护理

1.呼吸困难和窒息:术后呼吸困难和窒息是最严重而危急的并发症,多发生在术后48小时内。主要原因有:切口内出血形成血肿,压迫气管;手术创伤或气管插管引起喉头水肿;痰液阻塞气道;气管塌陷;双侧喉返神经损伤、严重的甲状旁腺损伤。

术后应协助病人翻身、咳痰、做深呼吸,保持呼吸道通畅。如有呼吸困难发生,应立即辨明原因,对因或对症处理。要及时清除血肿,静脉注射肾上腺皮质激素,吸痰等。若处理后呼吸情况不能改善,或窒息由气管塌陷所致,则应立即施行气管切开。

2.喉返神经损伤:一侧喉返神经损伤可出现声音嘶哑;双侧喉返神经损伤可出现失音或严重的呼吸困难。发生后可应用促神经恢复药物、针灸、理疗等。

3.喉上神经损伤:喉上神经外支损伤时,可出现声调降低;内支损伤时,可出现饮水呛咳。发生后,要协助病人坐位或半坐位进食,试给半流质食物,吞咽不可匆忙,特别要注意避免饮水时误咽。

4.甲状旁腺损伤:甲状旁腺被误切或挫伤时,出现低血钙,使神经、肌肉的应激性增高。

轻症病人仅有面部、唇、手足部针刺感，或手足抽搐、麻木、强直感，重症可出现面部肌肉和手足持续性痉挛，甚至喉与膈肌痉挛，可引起窒息死亡。发生低血钙后，应避免进食含磷过高的食物，如瘦肉、蛋黄、乳品，以减少钙的排出；多吃绿叶蔬菜、豆制品和海味等高钙低磷食物。症状轻者，口服钙片或维生素 D_2；症状较重者，服用二氢速固醇（DT10）；以迅速提高血钙。应每周测血钙或尿钙 1 次，以便随时调整用药剂量，防止高钙血症及并发泌尿系结石。在抽搐发作时，立即静脉注射 5％氯化钙或 10％葡萄糖酸钙 10～20ml，以解除痉挛。

5.甲状腺危象：甲状腺危象多发生在术后 12～36 小时内，表现为高热、寒战、脉搏快而弱、烦躁不安、谵妄甚至昏迷，常伴呕吐和腹泻。发生的原因尚不清楚，但当病人突然遭到打击，或发生感染，或术前准备不够充分时容易发生。如抢救不及时可导致死亡。

一旦出现以上症状，报告医师并及时给予积极处理。包括：吸氧、物理降温、建立静脉通路输入葡萄糖液，为降低循环血液中甲状腺激素水平，抑制甲状腺激素的分泌，常给予碘剂，可口服复方碘化钾溶液 3～5ml，或给 10％碘化钠 5～10ml 加入 10％葡萄糖溶液 500ml 中静脉滴注。也可静脉滴注糖皮质激素，以降低应激。还可大量补液，遵医嘱给予镇剂、β-受体阻滞剂及冬眠疗法。发生心力衰竭者遵医嘱可用强心药。为预防甲状腺危象，需减少各种应激因素，并认真做好术前准备。

第二节　库欣综合征病人的护理

库欣综合征是由多种原因引起肾上腺皮质分泌过量的糖皮质激素（主要是皮质醇）所致。

一、病因与发病机制

垂体促肾上腺皮质激素（ACTH）分泌过多造成肾上腺皮质增生。垂体多有微腺瘤，少数为大腺瘤，也有未能发现肿瘤者；垂体以外的恶性肿瘤，如肺癌、胸腺癌和胰腺癌、甲状腺髓样癌产生 ACTH，刺激肾上腺皮质增生，分泌过量的皮质醇。

二、临床表现

主要由于皮质醇分泌过多，引起代谢紊乱及多器官功能障碍。

1.脂肪代谢障碍：特征性表现为满月脸、向心性肥胖。

2.蛋白质代谢障碍：临床表现为皮肤菲薄，毛细血管脆性增加。在腹下侧、大腿等处可见微血管的红色即典型的皮肤紫纹。病程久者肌肉萎缩、骨质疏松，脊椎可发生压缩畸形、身材变矮，有时呈佝偻病、骨折。儿童患者生长发育受到抑制。

3.糖代谢障碍：血糖升高，葡萄糖耐量减低，部分患者出现继发性糖尿病，称类固醇性糖尿病。

4.电解质紊乱：大量皮质醇有储钠、排钾作用，但血电解质大多正常。肾上腺皮质癌和异位 ACTH 综合征可有明显低钾低氯性碱中毒。低血钾又使患者乏力加重，并引起肾浓缩功能障碍。部分患者因潴留钠而有轻度水肿。

5.心血管病变：高血压常见，皮质醇和脱氧皮质酮等增多是其主要原因。

6.感染：长期皮质醇分泌增多使免疫功能减弱，患者容易感染某些化脓性细菌、真菌和病毒性疾病。

7.造血系统及血液改变：皮质醇刺激骨髓，使红细胞计数和血红蛋白含量偏高，且患者皮肤菲薄而呈多血质面容。白细胞总数及中性粒细胞增多，促使淋巴组织萎缩、淋巴细胞和嗜酸性粒细胞的再分布,这两种细胞的绝对值和白细胞分类中的百分率均减少。

8.性功能异常。

9.神经、精神障碍。

10.皮肤色素沉着:异位 ACTH 综合征患者皮肤色素明显加深。

三、辅助检查

1.皮质醇测定:血皮质醇水平昼夜节律消失;24 小时 17-羟皮质激素(17-OHCS)、尿游离皮质醇增高。17-羟皮质激素正常值:男性 13.0~38.4μmol/24h,女性 12.1~30.9μmol/24h。17-羟皮质类固醇测定的敏感性不如尿游离皮质醇。

2.地塞米松抑制试验:血皮质醇不受地塞米松抑制。

3.影像学检查:诊断病变部位。

四、护理措施

1.体液过多护理:休息,尽量取平卧位,抬高双下肢,有利于静脉回流。饮食护理,给予低钠、高钾、高蛋白、低糖类、低热量饮食,鼓励患者食用柑橘类、枇杷、香蕉、南瓜等含钾高的水果;应用利尿药的护理:水肿严重时,根据医嘱给予利尿药,观察疗效及不良反应,如患者出现心律失常、恶心、呕吐、腹胀等低钾症状和体征时,及时处理。病情监测,评估患者水肿情况,每天测量体重的变化,记录 24 小时液体出入量,监测血电解质浓度和心电图变化。

2.感染护理:病情监测,观察体温变化,定期检查血常规,注意有无感染征象;预防交叉感染;皮肤与口腔护理;协助做好全身皮肤清洁,避免皮肤擦伤。长期卧床者预防压疮发生。病重者做好口腔护理。

3.安全护理:减少安全隐患。

4.饮食护理:适当摄取富含钙及维生素 D 的食物以预防骨质疏松。

5.病情观察:观察患者有无关节痛或腰背痛等情况,必要时可由骨科评估是否需要使用拐杖等辅助工具。

五、健康教育

1.指导患者在日常生活中要注意预防感染,皮肤保持清洁,防止外伤、骨折。

2.指导患者正确地摄取营养平衡的饮食,饮食应给予高蛋白、高维生素、低脂、低钠、高钾的食物,每餐不宜过多或过少,要均匀进餐。

3.遵医嘱服用药,不擅自减药或停药。

4.定期门诊随访。

第十章　神经系统疾病病人的护理

第一节　颅内压增高病人的护理

颅腔内容物有脑组织、脑脊液和血液,在正常情况下三者保持一定的比例,使之与颅腔的容积相适应,颅内保持一定压力,即为颅内压。颅内压的调节主要依靠脑脊液量的增减来实现。颅内压增高是指侧卧位测量成年人平均脑脊液压力超过 2.0kPa(200mmH$_2$O),从而引起头痛、呕吐、视神经乳头水肿三大病症。

一、病因

临床上引起颅压增高原因可分五大类:

1.颅内的占位性病变:如颅内血肿、肿瘤、脓肿等。

2.脑体积增大:见于各种原因引起的脑水肿。

3.颅腔容积缩小:见于大面积颅骨凹陷性骨折、狭颅症等。

4.脑脊液循环障碍。

5.脑血流量增加。

二、临床表现

头痛、呕吐、视乳头水肿是颅内压增高的三主征。

1.头痛:头痛是颅内高压的早期常见症状,初时较轻,以后加重,并呈持续性、阵发性加剧,以晨起和晚间多见,多在前额及双颞。

2.呕吐:表现为喷射性呕吐,与饮食关系不大而与头痛剧烈程度有关,常出现于剧烈头痛时。

3.视神经乳头水肿:是颅内压增高最客观的重要体征,虽然有典型的眼底所见,但患者多无明显自觉症状,一般只有一过性视力模糊,色觉异常,或有短暂的视力丧失。

4.生命体征的改变:早期表现为"两慢一高",血压升高、脉搏慢而有力、呼吸深而慢,称为库欣(Cushing)反应。晚期失代偿血压下降、脉搏细速、呼吸不规则,可危及生命。颅内压增高的后果可形成脑疝。

5.意识障碍:急性颅内压增高时,常有进行性意识障碍,由嗜睡、淡漠逐渐发展成昏迷。慢性颅内压增高者表现为神志淡漠、反应迟钝。

6.脑疝:急性和慢性颅内压增高者均可以引起脑疝。前者发生较快,有时数小时就可出现;后者发生缓慢,甚至不发生。

三、辅助检查

1.腰椎穿刺:可直接测量颅内压,是了解颅内压最准确的方法。有时可引发脑疝,应慎重。

2.头颅 X 线摄片。

3.CT 扫描、核磁共振检查(MRI)。

4.脑血管造影检查。

四、治疗要点

1. 病因治疗：是最根本的治疗方法，首先应考虑做病变切除术。位于大脑非功能区的良性病变，应争取做根治性切除；不能根治的病变可做大部切除、部分切除或减压术；若有脑积水者，可行脑脊液分流术，将脑室内液体通过特制导管分流入蛛网膜下腔、腹腔或心房。

2. 降低颅内压：适用于颅内压增高但暂时尚未查明原因或虽已查明原因但仍需要非手术治疗的病例。20%甘露醇250ml，快速静脉滴注，每日2～4次。

3. 激素应用：可减轻脑水肿，有助于缓解颅内压增高。

4. 抗感染：抗生素治疗控制颅内感染或预防感染。可根据致病菌药物敏感试验选用适当的抗生素。

5. 冬眠低温疗法：有利于降低脑的新陈代谢率，减少脑组织的氧耗量，防止脑水肿的发生与发展，对降低颅内压亦起一定作用。

6. 对症治疗：对病人的主要症状进行治疗，疼痛者可给予镇痛剂，但应忌用吗啡和哌替啶等类药物，以防止对呼吸中枢的抑制作用而导致病人死亡。

五、护理措施

1. 一般护理：安静休息，头抬高15°～30°，吸氧，改善脑组织缺氧状况，以减轻脑水肿。控制液体入量，成人每日限于1 000～2 000ml，其中等渗盐水不超过500ml，保证每天尿量在600ml以上。

2. 防止颅内压骤然升高，安静休息，避免情绪波动；保持呼吸道通畅；避免剧烈咳嗽和便秘；控制癫痫发作。

3. 药物治疗的护理：使用脱水药物注意输液速度，观察脱水治疗的效果。使用激素注意防止应激性溃疡、感染等不良反应。

4. 冬眠低温治疗的护理：室温18～20℃，专人护理，降温速度以每小时下降1℃为宜，体温以肛温31～34℃较为理想。冬眠期间不宜翻身或移动体位，以防发生直立性低血压。

第二节　急性脑疝病人的护理

一、临床表现与诊断

(一) 小脑幕切迹疝

又称颞叶钩回疝，为颞叶海马回、钩回通过小脑幕切迹被推挤至幕下，见于小脑幕上的病变。表现为：

1. 颅内压增高：表现为头痛加重，呕吐频繁，躁动不安。

2. 意识障碍：病人逐渐出现意识障碍，由嗜睡、朦胧到浅昏迷、昏迷，对外界的刺激反应迟钝或消失。

3. 瞳孔变化：最初可有时间短暂的患侧瞳孔缩小，但多不易被发现。以后该侧瞳孔逐渐散大，对光反射迟钝、消失，晚期则双侧瞳孔散大，对光反射消失，眼球固定不动。

4. 锥体束征：由于患侧大脑脚受压，出现对侧肢体力弱或瘫痪，肌张力增高，腱反射亢进，病理反射阳性。

5. 生命体征改变：表现为库欣反应。

(二) 枕骨大孔疝

也称小脑扁桃体疝，为小脑扁桃体及延髓经枕骨大孔被推挤入椎管内，多见于颅后窝病变。由于脑脊液循环通路受阻,颅内压增高,病人剧烈头痛,呕吐频繁,颈项强直,强迫头位。生命体征紊乱出现早,而意识障碍出现较晚,因脑干缺氧,瞳孔忽大忽小。由于延髓的呼吸和心血管运动中枢受累严重,临床上常见病人清醒突发呼吸骤停而死亡。

二、治疗要点

关键在于及时发现和处理。病人一旦发现典型的脑疝症状,应立即给予脱水治疗,确诊后立即手术。如果难以确诊,可通过脑脊液分流术、侧脑室体外引流术等降低颅内压。

三、急救护理

脑疝是颅内压增高引起的严重状况,必须做紧急处理:

1. 快速静脉滴入 20％甘露醇 200～400ml,15～30 分钟滴完。同时使用利尿脱水剂,如呋塞米(速尿)20～40mg 静脉推注。糖皮质激素能改善毛细血管通透性,防治脑水肿,降低颅内压可有一定效果。

2. 留置导尿,了解脱水情况。

3. 保持呼吸道通畅,吸氧,备好气管插管及呼吸机。

4. 密切观察生命体征的变化。对呼吸功能障碍者,尽早行气管切开术或气管内插管辅助人工呼吸。

5. 对发生的枕骨大孔疝的病人可行脑室引流,以减轻颅压来改善脑疝症状,但切忌采用腰椎穿刺的方法。

6. 做好紧急术前特殊准备和手术常规准备。

第三节　头皮损伤病人的护理

头皮损伤包括头皮血肿、头皮裂伤、头皮撕脱伤。其中头皮血肿又包括皮下血肿、帽状腱膜下血肿、骨膜下血肿。

一、皮下血肿

因皮下组织与皮肤层和帽状腱膜层之间的连接紧密,故在此层内的血肿不易扩散而范围较局限。血肿周围软组织肿胀,触之有凹陷感,易与凹陷混淆,有时需头颅 X 线摄片检查才能明确。

二、帽状腱膜下血肿

由该层内小动脉或导血管破裂引起。帽状腱膜下层疏松,血肿易于扩展甚至蔓延至整个帽状腱膜下层,含血量可多达数百毫升。

三、骨膜下血肿

多见于钝器损伤时因颅骨发生变形或骨折所致。如婴幼儿乒乓球样凹陷骨折和成人颅骨线形骨折后常并发此类血肿。由于骨膜在颅缝处附着牢固,故血肿范围常不超过颅缝。

第四节　脑损伤病人的护理

一、脑震荡

(一)临床表现与诊断

伤后立即出现短暂的意识丧失及一过性的意识障碍,无明显的脑组织器质性损伤,时间不超过 30 分钟,可有面色苍白、血压下降、各种生理反射迟钝或消失。醒后有逆行性遗忘,可有头痛、头晕、恶心、呕吐、失眠、情绪不稳定、记忆力减退等症状,数日或数周恢复。神经系统检查无明显阳性体征,可根据临床表现诊断。

（二）治疗要点

一般卧床休息1～2周可完全恢复。可适当用镇静、止痛药物对症治疗。注意观察病情,警惕颅内血肿。

二、脑挫裂伤

（一）临床表现

意识障碍是脑挫裂伤最突出的临床表现之一,伤后多立即昏迷,由于伤情不同,昏迷时间由数分钟至数小时、数日、数月乃至迁延性昏迷不等,一般常以伤后昏迷时间超过30分钟为判定脑挫裂伤的参考时限。有急性颅内压增高表现,体温上升、瞳孔变化。按脑部不同区域损伤,可有相应部位瘫痪及脑神经损伤的相应症状和体征,如果仅伤及额、颞叶前端等所谓"哑区",可无神经系统缺损的表现。

（二）治疗要点

主要是对症治疗、防治脑水肿,密切观察病情,及时进行颅内压监护及复查CT。吸氧、保持呼吸道通畅、营养支持、应用抗生素、对症处理,严密观察病情。输液控制钠盐,过多可促进脑水肿,糖皮质激素和其他对症疗法、脱水疗法、人工冬眠。如出现脑疝可能,应手术开颅减压。

三、颅内血肿

（一）临床表现

1.硬脑膜外血肿:多见于颞部,典型的意识障碍是伤后昏迷有"中间清醒期",并有颅内压增高和脑疝的表现。

2.硬脑膜下血肿:指出血积聚于硬脑膜下腔,在颅内血肿中最常见。多见于额、颞部表现为意识障碍进行性加深,无中间清醒期或意识好转期表现。颅内压增高与脑疝的其他征象也多在1～3天内进行性加重。

3.脑内血肿:发生在脑实质内,多因脑挫裂伤导致脑实质血管破裂引起,常与硬脑膜下血肿同时存在,临床表现与脑挫裂伤和硬脑膜下血肿的症状相似。若血肿累及重要脑功能区,可出现偏瘫、失语、癫痫等症状。

（二）诊断

CT扫描不仅可以直接显示血肿大小和部位,还可以了解脑室受压和中线结构移位的程度及并存的脑挫裂伤、脑水肿等情况,应及早应用于疑有颅内血肿患者的检查。硬脑膜外血肿CT表现为颅骨内板与硬脑膜之间的双凸镜形或弓形高密度影;硬脑膜下血肿CT表现为脑表面新月形高密度,混杂密度影,多伴有脑挫裂伤和脑受压;脑内血肿表现为脑挫裂伤区附近或脑深部白质内类圆形或不规则高密度影。

（三）治疗要点

1.脑震荡无需特殊治疗,应卧床休息1～2周,给予对症处理,病人多在2周内恢复。

2.脑挫裂伤一般采用保持呼吸道通畅,防治脑水肿,加强支持疗法和对症处理等非手术治疗。严重脑挫裂伤者,当病情恶化出现脑疝征象时,需手术开颅清除血肿和坏死脑组织,然后去骨瓣减压。

3.颅内血肿一经确诊,原则上手术治疗,手术清除血肿,并彻底止血。

四、颅脑损伤的护理

（一）保持呼吸道通畅

进行有效的呼吸，尽快清除口鼻分泌物或异物，深昏迷病人取侧卧位或侧俯卧位，放口咽通气管，吸氧，准备气管插管或气管切开及呼吸机等。

（二）营养支持

早期可采取肠外营养，待肠功能恢复后，逐渐恢复到肠内营养支持。

（三）术后并发症的预防及护理

1.压疮的护理：要定时为病人翻身，在骶尾部和其他骨突出部位垫气圈和泡沫垫，经常按摩受压部位。对于尿失禁或出汗多的患者，要经常更换床单、衣服，保持平整、干燥。

2.潜在并发症：因脑损伤而出现昏迷的病人，由于舌肌松弛、舌根后坠，咳嗽反射消失，下呼吸道分泌物积滞，极易出现窒息和坠积性肺炎等肺部感染并发症；对于昏迷时间长、留置导尿的病人，要经常冲洗膀胱和清洗会阴部。泌尿系感染、昏迷或长期卧床病员，由于活动少，容易发生肌腱、韧带和肌肉萎缩，关节日久不动也会强直而失去正常功能，所以应注意保持肢体的功能位置，给病人按摩、帮助病人做肢体的被动运动，促进肢体的血液循环，增加肌肉张力，防止肌肉萎缩等。

下篇　护士执业资格考试习题

（A1、A2、A3/A4型试题及其答案与解析）

第一章　循环系统疾病病人的护理试题

A1型题

1.下肢静脉曲张形成的主要原因是

　　A.腹腔内负压改变　　B.心功能不全　　C.下肢运动过多

　　D.静脉瓣膜功能不全　　E.长期卧床

2.下肢静脉曲张手术治疗后要指导病人适当地早期活动,其意义主要是

　　A.防止肺部并发症　　　　B.防止皮肤压疮　　　C.防止下肢肌萎缩

　　D.防止深静脉血栓形成　　E.防止泌尿系并发症

3.血栓闭塞性脉管炎的护理,不正确的是

　　A.止痛、禁烟　　　B.指导抬腿动作　　　C.患肢用热水袋加温

　　D.保持患肢干燥　　E.测皮温、观察疗效

4.下肢静脉曲张剥脱术后护理正确的是

　　A.卧床休息10天　　B.患肢制动　　C.只允许床上活动

　　D.早期下床活动　　E.1周后方可行走

5.血栓闭塞性脉管炎病人组织营养障碍期的典型表现是

　　A.休息痛　　B.间歇性跛行　　　C.游走性静脉炎

　　D.干性坏疽　　E.湿性坏疽

A2型题

1.某病人下肢静脉曲张行高位结扎及剥脱术后4小时,因站立排尿,小腿部伤口处突然出血不止,紧急处理方法是

　　A.指压止血　　B.用止血带　　C.于站立位包扎

　　D.钳夹结扎　　E.平卧、抬高患肢、加压包扎

2.某病人做下肢静脉瓣膜功能试验,先平卧,抬高患肢,待曲张静脉淤血排空后,在大腿根部扎止血带,病人站立后,30秒内曲张静脉再次充盈说明

　　A.交通支瓣膜功能不全　　B.小隐静脉瓣膜功能不全　　C.深静脉瓣膜功能不全

　　D.大隐静脉瓣膜功能不全　　E.血管内膜增生

答案与解析

A1型题

1.D　静脉壁软弱、浅静脉内压升高和静脉瓣膜功能不全是下肢静脉曲张的主要原因。

2.D　术后早期下床活动可以预防下肢静脉血栓的形成。

3.C　用热水袋加温会使患肢代谢增高,耗氧量增加,加重患侧肢体的缺氧状态。

4．D　下肢静脉曲张剥脱术后应早期下床活动,防止下肢静脉血栓的形成。

5．A　血栓闭塞症脉管炎病人组织营养障碍期的典型表现是在休息时患肢的缺血缺氧状况也不能改善,持续性疼痛,称为休息痛,也叫静息痛。

A2 型题

1．A　紧急处理要做到短时间之内封闭伤口,指压止血是最快并且是较好的方法。

2．A　此检查方法即为交通支瓣膜功能试验,若未解开止血带 30 秒内曲张静脉逐渐充盈说明交通支瓣膜功能不全。若 30 秒后解开止血带,大隐静脉血柱由上向下立即充盈,则提示大隐静脉瓣膜功能不全。

第二章　消化系统疾病病人的护理试题

A1 型题

1. 老年人便秘引起的肠梗阻属于
  A. 慢性、低位、机械性肠梗阻　　B. 慢性、高位、机械性肠梗阻　　C. 慢性、低位、动力性肠梗阻　　D. 急性、低位、机械性肠梗阻　　E. 急性、高位、血运性肠梗阻

2. 单纯性机械性肠梗阻时,梗阻以上肠管的病理生理变化不包括
  A. 肠蠕动增强　　　　　　B. 肠腔内大量积气、积液　　　　　　C. 肠腔扩张
  D. 肠壁大量液体渗出　　E. 肠管缺血、坏死

3. 肠梗阻患者最重要的非手术措施是
  A. 禁食、胃肠减压　　B. 纠正水、电解质失衡　　C. 加强营养
  D. 腹部按摩　　　　　　E. 阿托品解痉

4. 小儿肠套叠大便的特点是
  A. 淘米水样便　　B. 果酱样便　　C. 黏液血便
  D. 蛋花汤样便　　E. 陶土样便

5. 肠梗阻非手术治疗期间,梗阻解除的标志是
  A. 胃肠减压后腹痛减轻　　B. 腹壁软、轻度压痛　　C. 肠鸣音消失
  D. 肛门排便排气　　　　　　E. 生命体征平稳

6. 急性阑尾炎易出现坏死穿孔,其最主要的解剖因素是
  A. 阑尾管腔狭小,排空欠佳　　B. 阑尾系膜短且易扭曲　　C. 阑尾是与盲肠相通的弯曲盲管,呈蚯蚓状　　D. 阑尾动脉是一条终末血管,且无侧支　　E. 阑尾管壁淋巴组织丰富

7. 急性阑尾炎早期脐周或上腹疼痛的原因是
  A. 胃肠功能紊乱　　B. 内脏神经反射　　C. 躯体神经反射
  D. 阑尾位置变动　　E. 阑尾管壁充血

8. 护理阑尾切除术后的患者,护士应注意术后患者禁忌灌肠的天数是
  A. 6 天　　B. 7 天　　C. 10 天
  D. 5 天　　E. 8 天

9. 为阑尾切除术后的患者做健康宣教,鼓励早起床活动,目的是为了避免
  A. 内出血　　B. 盆腔脓肿　　C. 肠粘连
  D. 切口裂开　　E. 肠套叠

10. 切口疝最主要的病因是
  A. 应用皮质激素类药物　　B. 切口感染　　C. 切口裂开
  D. 术后咳嗽、腹胀　　　　　E. 有其他合并症

11. 引起腹外疝发生最重要的因素是
  A. 举重　　B. 慢性腹水　　C. 慢性咳嗽
  D. 妊娠　　E. 腹壁强度降低

12. 疝内容物与疝囊发生粘连而不能完全回纳,可伴胀痛的疝是指

　　A.直疝　　　B.斜疝　　　C.难复性疝

　　D.嵌顿性疝　E.绞窄性疝

13. 脐疝的疝环是

　　A.脐环　B.腹股沟管　C.阴囊

　　D.外环　E.直疝三角

14. 腹外疝内容物最多见的是

　　A.小肠　B.大网膜　C.回肠

　　D.结肠　E.膀胱

15. 用于治疗腹股沟疝的最常用方法是

　　A.疝成形术　B.疝囊低位结扎术　C.疝修补术

　　D.暂不手术　E.疝环填补术

16. 肛瘘最常继发于

　　A.内痔　B.肛裂　C.直肠肿瘤

　　D.直肠肛管周围脓肿　E.直肠息肉

17. 下列直肠肛管疾病中,可由门静脉高压引起的是

　　A.直肠脓肿　B.肛门狭窄　C.直肠脱垂

　　D.痔　　　　E.直肠息肉

18. 导致肛裂患者排便后出现再次持续疼痛的原因主要是

　　A.肛乳头水肿　B.前哨痔受刺激　C.神经末梢受刺激

　　D.皮下出血　　E.肛管内括约肌痉挛性收缩

19. 下列治疗方法中,可使痔核逐步缺血坏死脱落的是

　　A.温水坐浴　B.冷冻疗法　C.红外线凝固

　　D.结扎法　　E.枯痔钉疗法

20. 下列治疗方法中,针对高位肛瘘的方法是

　　A.瘘管切开术　B.填塞压迫　C.挂线疗法

　　D.缝合瘘管　　E.切开引流

21. 护士对肛管术后患者实施护理措施,其中能促进炎症吸收、缓解肛门括约肌痉挛的
护理措施是

　　A.多吃蔬菜水果　B.定时排便　C.温水肛门坐浴

　　D.保持局部清洁　E.避免久坐

22. 下列疾病,可能成为慢性腹痛的常见病因为

　　A.子宫破裂　　　　B.肠套叠　　　　C.肝脓肿

　　D.腹型过敏性紫癜　E.胃肠穿孔

23. 胆道疾病中最容易发生休克的是

　　A.胆囊结石　　B.肝外胆管结石　　C.胆道蛔虫

　　D.肝内胆管癌　E.急性梗阻性化脓性胆管炎

24. 莫菲征阳性见于

　　A.急性腹膜炎　B.急性胃穿孔　C.急性胆囊炎

D. 急性胰腺炎　E. 肠扭转

25. 胆色素结石形成的最主要原因是

　　A. 胆汁黏稠　　　B. 胆道感染　　　C. 胆道梗阻

　　D. 高脂肪饮食　　E. 胆囊功能异常

26. 胆道蛔虫病最典型的临床特点是

　　A. 黄疸　　　　B. 剑突下左侧深压痛　　　　C. 粪便中找到虫卵

　　D. 畏寒高热　　E. 阵发性"钻项样"剧烈绞痛

27. 急性梗阻性化脓性胆管炎的治疗原则是

　　A. 禁食、抗炎、解痉止痛　　B. 解痉止痛, 中药溶石　　C. 输液, 使用有效抗生素

　　D. 抗休克同时手术行胆管减压　　E. 先抗休克, 病情缓解后手术

28. 胆道系统疾病的检查后, 容易并发腹腔内出血的是

　　A. 经皮肝穿刺胆道造影(PTC)　　B. 术中胆管造影　　C. 纤维胆道镜

　　D. B 超　　E. 经内镜逆行胆胰管造影(ERCP)

29. 护士向胆道手术后患者解释其 T 管留置的时间应不少于

　　A. 5 天　　B. 8 天　　C. 14 天

　　D. 15 天　　E. 30 天

30. 护士指导胆道疾病的患者行 B 超检查前应注意

　　A. 禁食、水 10 小时　　　　　　B. 禁食、水 8 小时　　　　　　C. 禁食 12 小时, 禁水 6 小时

　　D. 禁食 12 小时, 禁水 4 小时　　E. 禁食 8 小时, 禁水 4 小时

31. 急性胰腺炎患者预后发生阵发性的肌肉抽搐, 其原因最可能是

　　A. 低钙反应　　B. 肌肉痉挛　　C. 伴有神经系统疾病

　　D. 神经高度紧张导致　　E. 药物的不良反应

32. 关于急性胰腺炎腹痛特点的描述不正确的是

　　A. 刀割样痛、钻痛或绞痛　　　B. 弯腰抱膝可缓解疼痛　　C. 进食后疼痛缓解

　　D. 一般胃肠解痉药不能缓解　　E. 可阵发性加剧

33. 胰腺炎患者禁用吗啡镇痛的原因是

　　A. 吗啡可导致呼吸抑制　　B. 吗啡容易导致炎症扩散　　C. 使用吗啡容易成瘾

　　D. 吗啡与其他治疗用药有配伍禁忌　　E. 吗啡可引起 Oddi 括约肌痉挛, 加重疼痛

34. 下列属于外科急腹症特点的是

　　A. 先有发热, 后有呕吐　　B. 恶心、呕吐伴肛门坠胀感　　C. 以呕吐、心悸为主要症状

　　D. 腹痛在前, 发热、呕吐在后　　E. 腹部压痛伴黏液脓血便

35. 外科急腹症患者, 在未明确诊断时应严格"四禁", 下列哪项除外

　　A. 禁用吗啡类止痛药　　B. 禁饮食　　C. 禁服泻剂

　　D. 禁灌肠　　E. 禁腹部透视

36. 对急腹症患者的治疗, 如果诊断不明确, 禁用泻药, 其主要原因是

　　A. 易致血压下降　　　　　B. 以免掩盖病情, 延误诊断　　　　　C. 易致感染扩散

　　D. 以防腹内脏器破裂或穿孔　　E. 易致水、电解质失调

A2 型题

1. 患者, 男性, 71 岁。长期便秘, 突发腹痛、腹胀 3 天, 未呕吐, 期间有少量黏液便 1 次,

未排气。1年来曾有类似发作,查体可见全腹高度膨胀,右下腹可见巨大肠型并有轻度压痛、反跳痛,肠鸣音亢进。为明确诊断,该患者应做的检查是

  A.磁共振 B.剖腹探查 C.腹部立位 X 线检查

  D.直肠指检 E.CT

  2.患者,男性,44 岁。因肠梗阻入院。采用非手术治疗期间,护士发现腹部出现固定压痛及腹膜刺激征,提示肠梗阻的性质演变成

  A.血运性 B.机械性 C.粘连性

  D.绞窄性 E.单纯性

  3.患者,男性,5 岁。转移性右下腹痛 2 小时,伴恶心、呕吐、发热。最能提示该患者患有阑尾炎的体征是

  A.腹部呼吸减弱 B.右下腹固定压痛 C.肠鸣音消失

  D.腹胀   E.肝浊音界缩小

  4.患者,女性,20 岁。右下腹转移痛 1 天来诊。查麦氏点有固定压痛,诊断为阑尾炎。保守治疗 2 天腹痛缓解,现又突然加剧,范围扩大,考虑可能的情况是

  A.急性单纯性阑尾炎 B.急性化脓性阑尾炎 C.坏疽及穿孔性阑尾炎

  D.阑尾周围脓肿   E.阑尾类癌并发穿孔

  5.患者,女性,45 岁。阑尾炎术后第 2 天,患者自觉腹胀,术后尚未排气、排便,下列护理措施错误的是

  A.针灸疗法 B.腹部热敷 C.床上多翻身

  D.给予阿托品肌内注射 E.床边多活动

  6.患者,女性,30 岁。急性化脓性阑尾炎。术后第 7 天出现高热、寒战,右上腹疼痛,伴有呃逆。判断患者可能发生的情况是

  A.膈下脓肿 B.盆腔脓肿 C.吻合口瘘

  D.胆囊炎 E.肝脓肿

  7.患者,女性,24 岁。阑尾切除术后。腹胀、腹痛难忍,为其缓解疼痛,护士可采用

  A.腹部红外线照射 B.沿结肠走向做环行肠按摩 C.大量不保留灌肠

  D.硫酸镁腹部热湿敷 E.局部温水擦浴

  8.患儿,5 个月。随腹压增高出现腹部包块,诊断为腹股沟斜疝。治疗原则是

  A.立即手术 B.限期手术 C.早期手术

  D.暂不手术 E.禁忌手术

  9.患者,女性,50 岁。因胃溃疡出血行毕Ⅱ式手术,术后 7 天患者出现切口不完全裂开,经保守处理后患者康复出院。今后患者可能发生的疝是

  A.腹股沟斜疝 B.脐疝 C.脑疝

  D.腹股沟直疝 E.切口疝

  10.患者,女性,65 岁。患腹股沟斜疝,术后回到病房,为防止术后出血,切口部位压沙袋,压迫的时间是

  A.2～4 小时 B.5～6 小时 C.7～9 小时

  D.12～24 小时 E.36～48 小时

  11.患者,男性,66 岁。患者的特点是:站位时,疝内容物可突出并下降至阴囊,平卧后

回纳疝块并压迫内环,嘱患者咳嗽疝块不再出现。患者的情况应考虑为

  A.脐疝   B.股疝   C.切口疝

  D.腹股沟斜疝 E.腹股沟直疝

12.患者,女性,40岁。3天前感肛门内胀痛,今日出现畏寒、乏力、排尿困难.直肠指检见肛管右侧有触痛性隆起,有波动感,考虑是

  A.肛瘘   B.肛门狭窄   C.肛周感染

  D.直肠脱垂 E.直肠癌

13.患者,女性,55岁。大便表面带血4年,诊断为内痔。其扩大曲张的血管主要是

  A.直肠上静脉丛 B.直肠下静脉丛 C.直肠上下动脉

  D.肛管静脉   E.肛管动脉

14.患者,女性,40岁。肛门周围瘙痒,肛周皮肤外口反复红肿、流脓,诊断为肛瘘。治疗的最佳方法是

  A.1∶5 000高锰酸钾温水坐浴 B.挂线疗法 C.局部换药治疗

  D.瘘道搔刮 E.使用抗菌药物

15.患者,男性,36岁。肛门周围脓肿手术切开引流术后。手术当日,伤口疼痛,夜间不能入睡。值班护士采取的护理措施中应除外

  A.观察引流液颜色、量 B.保持引流管通畅 C.涂敷消炎止痛软膏

  D.伤口内填塞敷料 E.敷料渗透后,及时更换

16.患者,男性,30岁。肛瘘切除术后遵医嘱高锰酸钾坐浴。护士指导患者坐浴方法错误的是

  A.高锰酸钾全部溶化后方可坐浴 B.高锰酸钾溶液浓度为1∶5 000 C.水温30～32℃

  D.每日2～3次 E.沸水晾凉后再放入高锰酸钾

17.患者,男性,45岁。肛瘘切除术后。患者行温水坐浴和换药,正确的步骤是

  A.先换药,再大便,后坐浴 B.先坐浴,再大便,后换药 C.先大便,再换药,后坐浴

  D.先坐浴,再换药,后大便 E.先大便,再坐浴,后换药

18.患者,女性,44岁。混合痔行痔核切除术后,出院时护士的健康指导中错误的是

  A.高纤维素饮食 B.保持大便通畅 C.大便秘结可口服缓泻药

  D.保持肛门清洁 E.可以适当进食辛辣饮食

19.患者,男性,32岁。因腹泻、腹痛拟行乙状结肠镜检查,护士应指导患者采取的体位是

  A.头低足高位 B.左侧卧位 C.膝胸位

  D.截石位   E.蹲位

20.患者,男性,40岁。因混合痔行痔核切除术,护士指导病人最合适的术后卧位是

  A.膝胸位   B.侧卧位   C.俯卧位

  D.头低足高位 E.中凹位

21.患者,男,50岁。骤起寒战、高热40℃、大汗,肝区或右上腹痛并伴有厌食、乏力。查体右季肋区饱满,右下胸及肝区叩击痛,怀疑"细菌性肝脓肿",细菌侵入的主要途径为

  A.胆道系统 B.门静脉 C.肝静脉

  D.淋巴系统 E.肝外伤后肝内血肿感染

22. 患者,男性,35 岁。进食油腻食物后出现右上腹阵发性绞痛,为确定诊断,首选的辅助检查是

    A. B 超   B. 血生化检查   C. ERCP

    D. PTC   E. MRCP

23. 患者,女性,42 岁。患胆石症 6 年,2 天前因腹痛、寒战、高热和黄疸发作,门诊用抗生素、输液治疗无效入院,来院时发现患者神志不清,血压 75/50mmHg,考虑

    A. 急性坏疽性胆囊炎   B. 急性重症胆管炎   C. 慢性胆囊炎急性发作

    D. 胆道蛔虫伴感染   E. 胆囊穿孔

24. 患儿,女,8 岁。因剑突下钻顶样疼痛伴恶心、呕吐 3 小时就诊,患儿疼痛剧烈,哭闹不停,以"胆道蛔虫病"收治入院。经解痉止痛病情缓解后,医嘱给予驱虫药左旋咪唑治疗,护士指导患儿正确服用驱虫药的时间为

    A. 两餐间服用   B. 进餐时服用   C. 清晨空腹或晚上临睡前

    D. 餐后半小时   E. 腹痛剧烈时

25. 患者,女性,29 岁。急性胆囊炎,准备急症手术,患者表现害怕手术。护士首先给予

    A. 术前用药   B. 心理护理   C. 严密观察病情变化

    D. 备皮、皮试   E. 向患者解释手术基本过程

26. 患者,女性,60 岁。因胆囊炎、胆囊结石合并胆总管结石入院,拟行手术治疗,术后需放置的引流管是

    A. T 形管   B. 胃肠减压管   C. 胆囊造瘘管

    D. 三腔两囊管   E. 腹腔双套管

27. 患者,女性,35 岁。胆道手术后,T 管引流已 14 天,拔管前先试行夹管 1～2 天,下列哪项为观察重点

    A. 切口渗血   B. 腹痛、发热、黄疸   C. 尿量

    D. 呼吸   E. 神志、血压和脉搏

28. 患者,男性,42 岁。右上腹疼痛 2 天。查体:体温 40℃,皮肤、巩膜黄染;B 超示胆总管结石。为警惕发生重症胆管炎,护士应重点观察的内容是

    A. 进行性加重的腹痛   B. 血压下降,神志不清   C. 莫菲征阳性

    D. 高热、寒战   E. 白细胞计数增高

29. 患者,男性,45 岁。患胆结石,护士嘱患者应用的饮食是

    A. 无盐   B. 低盐高蛋白   C. 低脂肪

    D. 低盐低糖   E. 低糖

30. 患者,男性,38 岁。因饱餐并大量饮酒后出现上腹部持续疼痛 2 小时来院急诊,疼痛剧烈而持续,阵发性加剧,为减轻疼痛,患者的常见体位是

    A. 俯卧位   B. 半卧位   C. 弯腰屈膝侧卧位

    D. 端坐位   E. 截石位

31. 患者,男性,65 岁。胆源性胰腺炎发作数次。护士给予胰腺炎发作预防的指导,下列能够提示患者理解指导内容的复述是

    A. 采用低脂肪饮食   B. 坚持服用抗生素   C. 进食宜少量多餐

    D. 积极治疗胆道疾病   E. 医师指导下补充血钙

32.患者,男性,35岁。既往体健。大量饮酒后突然出现上腹剧痛,频繁呕吐,面色苍白,疑为急性胰腺炎。对此患者的饮食护理,最佳的是

    A.高纤维素饮食   B.高蛋白流食   C.低盐饮食

    D.禁食   E.低脂饮食

A3/A4 型题

(1、2 题共用题干)

患者,女性,40岁。大量饮食后,出现脐周阵发性腹痛,并有腹胀、呕吐,肛门停止排便排气,自诉2年前曾做过子宫切除手术。诊断为单纯性粘连性肠梗阻。

1.与上述诊断相符的体征是

    A.腹式呼吸增强   B.不对称性腹胀   C.肠鸣音亢进

    D.移动性浊音   E.局部压痛和肌紧张

2.治疗期间,护士应注意观察患者的表现以便及时发现肠绞窄,该症状表现是

    A.腹痛突然减轻   B.持续性腹痛   C.钻顶样绞痛

    D.持续性隐痛   E.持续性疼痛阵发性加剧

(3~6 题共用题干)

患者,男性,58岁。因腹股沟斜疝入院,拟行手术治疗。护士在对患者进行术前评估时,患者告知有长期便秘史。

3.对患者的术前护理措施不妥的是

    A.积极治疗患者的便秘   B.按下腹部手术备皮范围进行皮肤准备   C.术前备血

    D.术晨应禁食、禁水   E.术晨应置胃管

4.术后患者被送回病房,护士协助患者取平卧位,并在腘窝下垫枕,其主要目的是

    A.防止小肠嵌顿   B.缓解张力,以利愈合   C.防止伤口出血和感染

    D.减轻切口疼痛   E.减少阴囊血肿的发生

5.为了防止患者术后复发,应采取的有效措施是

    A.消炎   B.备皮   C.利尿

    D.减少活动   E.治疗便秘

6.术后为预防阴囊血肿,对患者采取的主要措施为

    A.右侧卧位   B.保持敷料清洁、干燥   C.应用止血药

    D.托起阴囊、伤口沙袋压迫   E.不可过早下床活动

(7、8 题共用题干)

女性,35岁。上腹痛已1天,能忍受,但今中午进食后疼痛剧烈,伴有呕吐,吐后疼痛不缓解,疑为急性胰腺炎。

7.病情处理不当可能会出现

    A.感染   B.胰瘘   C.大出血

    D.出血坏死性胰腺炎   E.MODS

8.抑制胰腺分泌作用最强的药物是

    A.阿托品   B.西咪替丁   C.生长抑素

    D.环丙沙星   E.山莨菪碱

(9、10 题共用题干)

患者,女性,32岁。因车祸撞伤腹部,诉腹痛剧烈,伴恶心、呕吐,疑有外伤性肠穿孔。

9.急诊护士采取的护理措施应除外
　　A.禁食、胃肠减压　　B.建立静脉通路,补液　　C.纠正酸碱平衡紊乱
　　D.肌内注射吗啡　　E.做好手术前准备

10.对诊断有重要价值的体征是
　　A.腹式呼吸消失　　B.腹膜刺激征　　C.肠鸣音消失
　　D.移动性浊音阳性　　E.高热、脉快、口渴

答案与解析

A1 型题

1.A　老年人便秘时,粪块积聚在结肠,造成肠管狭小,引起慢性、低位、机械性肠梗阻。

2.E　绞窄性肠梗阻时才会出现肠管缺血坏死。

3.A　禁食、胃肠减压可减轻胃肠道的负担,促进水肿消退及促进肠蠕动恢复。

4.B　果酱样便为小儿肠套叠的特征表现。

5.D　肛门排气说明胃肠道通畅和胃肠道功能恢复。

6.D　阑尾动脉是一条终末血管,且无侧支,一旦影响到阑尾动脉的血供,没有其他血管可以代偿性供应阑尾血液,从而使阑尾易出现缺血性坏死穿孔。

7.B　急性阑尾炎早期脐周或上腹疼痛的原因是内脏神经的反射性疼痛。

8.B　避免增加肠腔压力。导致荷包包埋处破裂。

9.C　阑尾切除术后,早期下床活可增加肠蠕动,减少肠粘连。

10.B　切口感染导致愈合较差,甚至切口裂开,是切口疝的主要原因。

11.E　腹壁强度降低和腹内压力增高是腹外疝发生的主要原因,腹壁有先天性或后天性薄弱或缺损是腹外疝的发病基础。

12.C　有些腹外疝的内容物反复突出,致疝囊颈受摩擦而损伤,并产生粘连,使内容物不能完全回纳,称为难复性疝。

13.A　疝环是疝突向体表的门户,也是腹壁薄弱点或缺损所在,脐疝的疝环是脐环。

14.A　疝内容物是进入疝囊的腹内脏器或组织,以小肠最多见,大网膜次之。

15.C　治疗腹股沟疝的手术方法可归纳为疝囊高位结扎术和疝修补术两类,但单纯疝囊的高位结扎不足以预防复发,故最常用的是疝修补术。

16.D　肛瘘是指直肠远端或肛管与肛周皮肤间形成的肉芽肿性管道。多因直肠肛管周围脓肿切开或自行破溃后,感染迁延不愈而成。

17.D　直肠下端和肛管静脉丛是门脉系统的交通支,门静脉压力增高使其开放,形成曲张静脉,临床上表现为痔。

18.E　肛裂患者排便时粪块刺激溃疡面的神经末梢引起短暂疼痛后缓解,以后因肛管内括约肌痉挛再次剧痛,直至括约肌疲劳后肌肉松弛。

19.D　结扎法是使用内痔套扎器将胶圈套扎于痔核根部,使痔核逐步缺血坏死脱落的一种治疗方法。

20.C　挂线疗法为一种缓慢切开法,最大优点是肛管括约肌被逐渐切断,不会造成肛门失禁。

21.C　能保持局部清洁,加速血液循环,促进创面愈合。

22. C　肝脓肿可表现为慢性腹部隐痛。

23. E　急性梗阻性化脓性胆管炎很快会转为重症胆管炎,导致休克。

24. C　在右肋缘下触诊时,使患者深吸气,至胆囊被触及时,患者因感腹痛而停止吸气动作,称为莫菲征阳性,见于急性胆囊炎。

25. B　胆道感染时,大肠埃希菌产生的 β-葡萄糖醛酸酶使胆红素变成非结合性胆红素,后者与钙结合形成胆红素钙,进而形成胆色素结石。

26. E　蛔虫有钻孔的习惯,当胆道并发蛔虫病时,蛔虫钻入胆管而使患者出现阵发性"钻顶样"剧烈绞痛。

27. D　急性梗阻性化脓性胆管炎除积极抗休克治疗外,还应行胆管减压,缓解病情。

28. A　该检查可诱发腹腔内出血、胆瘘、胆道感染等并发症。

29. C　一般术后 12～14 天拔除 T 形管。

30. D　减少肠道积气积液及内容物,防止影响 B 超检查。

31. A　低钙血症可引起手足抽搐,为胰腺炎病人预后不良的表现。

32. C　进食后会促进胰液的分泌,反而会使疼痛加重。

33. E　胰腺炎镇痛可选用哌替啶肌内注射。因吗啡可引起 Oddi 括约肌痉挛,加重疼痛,故禁用。

34. D　外科急腹症特点是先有腹痛后有发热、恶心、呕吐,内科疾病引起的急腹症多先有发热、呕吐。

35. E　腹部透视可排除肠梗阻、胃肠穿孔等,为必要的检查手段。

36. C　急腹症诊断不明确时,服用泻药会使感染扩散。

A2 型题

1. C　怀疑肠梗阻行腹部立位 X 线检查,若发现肠腔内胀气并出现液平面可确诊。

2. D　绞窄性肠梗阻可有固定压痛和腹膜刺激征。

3. B　右下腹固定压痛是急性阑尾炎常见的重要体征,压痛点通常在麦氏点。

4. C　当阑尾穿孔时,由于阑尾腔内压力降低,自觉的腹痛反而消失或缓解,之后腹痛突然加重,范围扩大。

5. D　阿托品能松弛内脏平滑肌,加重腹胀。

6. A　患者为化脓性感染并伴有右上腹疼痛,伴有呃逆,可推测出现了膈下化脓性感染。

7. B　沿结肠走向做环行肠按摩可使肠腔内积气排向结肠末端,缓解术侧胀气时压力高而引起的疼痛。

8. D　婴幼儿的腹股沟斜疝暂不手术。

9. E　切口不完全裂开后,愈合不良,成为腹壁上的薄弱点,由此发生的疝称为切口疝。

10. D　术后压迫止血的时间应稍长,一般为 12～24 小时。

11. D　腹股沟斜疝突出途径为腹股沟管,压住腹股沟管的内环疝块将不再突出。此患者符合斜疝表现。

12. C　触痛性隆起且具有波动感,为脓肿表现,故考虑为肛周感染。

13. A　内外痔以齿状线为界,内痔发生于齿状线以上,迂曲扩张的静脉为直肠上静脉丛。

14. B　肛瘘的最佳治疗方法为挂线疗法。

15. D　伤口内填塞敷料不但不能止痛,还会导致引流不畅,影响愈合。

16. C　配制高锰酸钾水溶液时要用凉开水,热水易使其分解失效。

17. E　最后大便容易导致伤口裂开或污染,所以大便应首先进行,换药后再坐浴使换药辅料浸湿,坐浴后仍需再次换药,所以最好的方法是先大便,再坐浴,后换药。

18. E　痔术后应限制辛辣饮食,防止刺激手术部位。

19. C　膝胸位是乙状结肠镜检查常用体位。

20. B　痔核切除术后为缓解疼痛应取侧卧位

21. A　胆道系统上与肝相连,下与肠相通,是病原体感染肝最常见的侵入途径。

22. A　患者进食油腻食物后出现右上腹阵发性绞痛,怀疑胆囊炎,做B超可确定诊断。

23. B　具备Charcot三联征、休克、神经精神症状即可诊断急性重症胆管炎。

24. C　驱虫药选用氧哌嗪、左旋咪唑等,应在清晨空腹或晚上临睡前服用。

25. B　心理护理在术前护理中占有重要地位,尤其是害怕手术、焦虑不安、情绪不稳的患者。

26. A　T形管是胆管结石患者术后常规放置的引流管。

27. B　无腹痛、发热、黄疸表明胆管通畅,吻合处愈合良好,可拔除T形管。所以重点观察腹痛、发热、黄疸。

28. B　重症胆管炎患者会出现休克,神经精神症状。所以护士要重点观察相关表现。

29. C　低脂肪饮食适用于肝、胆、胰疾患等患者,因胆汁分泌异常,不能正常消化脂肪。

30. C　急性胰腺炎发作时应绝对卧床休息,协助病人取弯腰、屈膝侧卧位,以减轻疼痛。

31. D　胆源性胰腺炎是指结石嵌顿于胆总管壶腹部,致胰液排出受阻而引起胰腺炎。因此,为避免胰腺炎反复发作,应治疗胆道疾病,去除原发病。

32. D　禁食可减轻胰腺外分泌,减少其分泌物对胰腺及周围组织的损伤。

A3/A4 型题

1. C　肠鸣音亢进是肠梗阻早期的一般体征。

2. C　肠绞窄时腹痛持续性不减。

3. E　患者应禁食水,不用置放胃管。

4. B　术后给患者安置适当体位,能使腹股沟区皮肤松弛,有利于伤口愈合。

5. E　患者发生腹股沟斜疝的原因为长期便秘,所以防止术后复发关键是积极治疗,防止便秘的发生。

6. D　术后托起阴囊使阴囊处于高位,沙袋压迫伤口止血,能防止阴囊血肿。

7. D　急性胰腺炎处理不当,病情加重,可导致出血坏死性胰腺炎,表现为广泛的胰腺周围和胰腺内脂肪和实质的出血和坏死。

8. C　生长抑素具有直接或间接抑制胰腺外分泌,抑制血小板激活因子的作用,因而能减轻毛细血管外渗和全身的内毒素血症。

9. D　吗啡减轻疼痛,会掩盖病情。

10. B　腹膜刺激征是胃肠等腹腔空腔器官穿孔、破裂时重要体征。

第三章　呼吸系统疾病病人的护理试题

A1 型题

1.护士为气胸患者行胸部查体时,患者的患侧肺部叩诊音为

 A.清音　B.浊音　C.鼓音

 D.实音　E.过浊音

2.护士判断气胸类型时,属于开放性气胸可靠体征的是

 A.听诊时患侧呼吸音加强　　　B.胸内振水声　　　C.呼吸运动和语颤减弱

 D.伤口有气体出入的"嘶嘶"声　E.气管向健侧移位

3.为胸腔进行性出血的患者采取的处理措施是

 A.胸腔穿刺抽取　B.输注冷冻血浆　C.开胸探查

 D.应用抗生素　　E.闭式胸腔引流

4.外伤所致的气胸中,开放性气胸特有的病理生理特点是

 A.伤侧肺完全萎陷　B.健侧肺部分萎陷　C.纵隔摆动

 D.胸膜腔变成正压　E.静脉回心血流受阻

5.自发性气胸的治疗要点是

 A.积极治疗原发病　B.抗感染　C.预防并发症

 D.预防复发　　　　E.使肺尽早复张

A2 型题

1.患者,男性,20 岁。托举重物时发生自发性气胸,急诊行胸腔闭式引流术。以下关于胸腔闭式引流的护理措施,不正确的是

 A.嘱患者勿折叠、扭曲、压迫管道　B.嘱患者翻身时勿牵拉引流管　C.若引流管从胸腔滑脱,立即用手捏闭伤口处皮肤　D.保持水封瓶长管没入水中 6～8cm　E.嘱患者下床活动时,引流瓶位置应低于膝关节,保持密封

2.患者,男性,60 岁。哮喘。患者突然出现极度呼吸困难,发绀,右胸剧痛。查体:右胸部叩诊鼓音,听诊呼吸音消失,该患者可能发生了

 A.自发性气胸　B.哮喘持续状态　C.肺栓塞

 D.肺水肿　　　E.肺不张

3.患者,女性,50 岁。开胸手术行闭式胸膜腔引流 72 小时后,护士观察引流瓶内无气、液体排出,水封瓶长玻璃管内的水柱亦停止上下波动。患者无呼吸困难等症状。该护士根据这种情况考虑患者为

 A.引流管内有阻塞　B.引流管位置过高　C.引流管受压

 D.引流管漏气　　　E.肺复张良好

A3/A4 型题

(1～3 题共用题干)

患者,女性,35 岁。胸部锐器伤后半小时,出现呼吸困难,伴烦躁、出冷汗急诊。查体:脉搏 104 次/分,血压 85/55mmHg,口唇发绀,气管左移。右侧胸部的中部有一伤口,随呼

吸有"嘶嘶"声,右胸叩诊鼓音,呼吸音消失。拟行清创术及闭式胸膜腔引流术。

1. 急诊护士应首先采取的急救措施是
    A. 开通静脉通路　　B. 封闭胸部伤口　　C. 用敷料覆盖
    D. 镇静、止痛　　　　E. 胸腔穿刺抽气
2. 护士检查闭式胸膜腔引流的装置,错误的装置是
    A. 水封瓶内放入定量的无菌生理盐水　　B. 长玻璃管插入液面下3cm　　C. 水封瓶的瓶口要密封好　　D. 胸腔引流管与短玻璃管上端相接　　E. 水封瓶低于胸腔引流口60cm
3. 患者在行闭式胸膜腔引流期间,水封瓶不慎被打破,病区护士首先应
    A. 嘱患者平卧　　B. 重新更换水封瓶　　C. 将胸腔导管反折捏紧
    D. 立即用无菌纱布覆盖引流管　　E. 拔除胸腔导管

答案与解析

A1型题

1. C　气胸患侧胸部膨隆,肋间隙增宽,呼吸运动和语颤减弱,叩诊呈过清音或鼓音。

2. D　开放性气胸胸壁伤口开放,呼吸时有空气进出的声音。

3. C　胸腔进行性出血的患者应及时开胸探查病因。

4. C　开放性气胸患侧胸膜腔与大气直接相通,胸膜腔内负压消失,吸气时纵隔向健侧移位,呼气时又移回患侧,导致其位置随呼吸而左右摆动,称为纵隔摆动。

5. E　自发性气胸首要的治疗目标是促进患侧肺复张。

A2型题

1. D　闭式引流长管没入水中2cm左右即可。

2. A　自发性气胸是指因肺部疾病使肺组织和脏层胸膜破裂,或靠近肺表面的细微气肿泡破裂,肺和支气管内空气逸入胸膜腔。由于患者有哮喘病史,可能发生了自发性气胸。

3. E　水封瓶水柱无波动,无气、液体排出,考虑肺复张良好或引流管堵塞,再加上患者呼吸平稳,则应为肺复张良好。

A3/A4型题

1. B　开放性气胸因胸腔与大气直接相通,出现纵隔摆动,极易导致休克和严重缺氧,首要的急救措施是封闭胸部伤口,变开放性气胸为闭合性气胸。再按闭合性气胸处理。

2. D　胸腔引流管与短玻璃管上端相接,不但起不到引流气体的作用,反而会形成张力性气胸,发生严重危险。

3. C　防止变为开放性气胸,发生严重危险。

第四章 皮肤和皮下组织疾病病人的护理试题

A1 型题

1. 急性蜂窝织炎发生于口底、颌下或颈部可并发
   - A. 休克
   - B. 脓毒症
   - C. 海绵状静脉窦炎
   - D. 喉头水肿
   - E. 附近淋巴结炎

2. 颈部蜂窝织炎患者需行气管切开，以防患者出现
   - A. 脓毒血症
   - B. 血栓性静脉炎
   - C. 纵隔脓肿
   - D. 吞咽困难
   - E. 窒息

3. 皮肤多个相邻毛囊和皮脂腺的急性化脓性炎症是
   - A. 疖
   - B. 痈
   - C. 网状淋巴管炎
   - D. 急性淋巴结炎
   - E. 急性淋巴管炎

4. 能帮助诊断深部脓肿的方法是
   - A. 一般体格检查
   - B. 血常规
   - C. 细针穿刺
   - D. X 线检查
   - E. 磁共振成像

5. 脓性指头炎的特征性表现是
   - A. 手指头刺痛
   - B. 搏动性跳痛
   - C. 全身症状明显
   - D. 手指关节肿胀
   - E. 晚期指头明显红、肿胀

6. 具有传染性的非特异性感染是
   - A. 疽
   - B. 急性淋巴结炎
   - C. 急性淋巴管炎
   - D. 丹毒
   - E. 急性蜂窝织炎

7. 全身化脓性感染做血细胞细菌培养，护士采用的最佳采血时间是
   - A. 退热后
   - B. 高热间歇时
   - C. 寒战、高热时
   - D. 输入抗生素后 1 小时
   - E. 输入抗生素后 2 小时

8. 不属于丹毒临床表现的是
   - A. 早期有全身表现
   - B. 局部烧灼样疼痛
   - C. 与正常皮肤界限不明显
   - D. 局部皮肤微隆起
   - E. 附近淋巴结可肿大

A2 型题

1. 患者，男性，22 岁。示指刺伤 5 天。患指肿胀、搏动性疼痛，手下垂时疼痛加剧，伴轻度发热，拟诊为化脓性指头炎。最常见的致病菌是
   - A. 白色念珠菌
   - B. 大肠埃希菌
   - C. 拟杆菌
   - D. 金黄色葡萄球菌
   - E. 沙门菌

2. 患者，女性，65 岁。因面部肿块疼痛来诊，诊断为面部疖肿。与患者的疾病相关度最低的健康史内容是
   - A. 局部受伤史
   - B. 糖尿病史
   - C. 用药状况
   - D. 家族史
   - E. 机体免疫功能

3. 患者，男性，30 岁。鼻部疖挤压后出现寒战、高热、头痛，眼部周围组织红肿。最可能

的致病菌是

  A. 金黄色葡萄球菌 B. 白色念珠菌 C. 铜绿假单孢菌

  D. 变形杆菌   E. 溶血性链球菌

  4. 患者,女性,48 岁。患颈部蜂窝织炎,喉头肿胀明显,白班护士向夜班护士交班时提醒对于该患者应重点观察

  A. 呼吸 B. 脉搏 C. 瞳孔

  D. 心率 E. 吞咽

A3/A4 型题

(13～15 共用题干)

  患者,男性,26 岁。手指刺伤 3 天。劳动时左手中指末节指腹被刺伤,有少量出血。自行处理。昨日手指肿胀、苍白、搏动性跳痛,夜间为甚,伴全身乏力。

  1. 脓性指头炎治疗不当,可能出现的局部并发症是

  A. 指骨骨髓炎 B. 肌腱坏死 C. 化脓性腱鞘炎

  D. 鱼际间隙感染 E. 掌中间隙感染

  2. 考虑该患者手指的情况是

  A. 甲沟炎   B. 脓性指头炎 C. 急性化脓性腱鞘炎

  D. 化脓性滑囊炎 E. 掌浅间隙感染

  3. 应采取的首要处理措施是

  A. 金黄散外敷 B. 局部抗生素封闭 C. 切开减压引流

  D. 给予抗生素 E. 短小波局部治疗

答案与解析

A1 型题

1. D 感染可蔓延至喉头引起水肿,导致呼吸困难,甚至窒息。

2. E 颈部蜂窝织炎严重者会压迫气管引起患者窒息,所以要行紧急气管切开,解除压迫。

3. B 疖为一个毛囊和皮脂腺的感染,蜂窝织炎是深部疏松结缔组织的感染,丹毒和淋巴管炎为淋巴系统感染。

4. C 深部脓肿因位置较深,需通过穿刺抽出脓液确诊。

5. B 脓性指头炎初期表现为指头红、轻度肿胀、刺痛,逐渐出现指头肿胀加重、剧烈搏动样跳痛,肢体下垂时为甚。

6. D 丹毒是由感染力很强的 β 溶血性链球菌从皮肤、黏膜的细小伤口处侵入网状淋巴管引起。

7. C 寒战、高热时往往是细菌在患者血液中大量繁殖,此时做细菌培养最易得到满意结果。

8. C 丹毒起病急、进展快,先有畏寒、发热、头痛、恶心、呕吐等全身症状,继之局部出现片状红疹,颜色鲜红,中央较淡,边界清楚并略隆起。红肿区有时可发生水疱,局部有烧灼样痛。常伴有周围淋巴结肿大、疼痛。感染加重可导致全身脓毒血症。

A2 型题

1. D 手指末节指腹皮下组织化脓性感染称化脓性指头炎,多由轻微外伤或小刺感染

引起。指间有刺痛,局部红肿,当动脉受压时出现搏动性剧痛,患肢下垂时尤甚。因剧烈疼痛患者整夜不能入睡,可有全身症状。

2.D 疖肿没有家族遗传倾向。

3.A 引起疖的常见的细菌为金黄色葡萄球菌。

4.A 颈部蜂窝织炎可引起喉头水肿而压迫气管,导致呼吸困难甚至窒息。

A3/A4 型题

1.A 脓性指头炎处理不当,感染扩散,神经末梢因受压和营养障碍,可导致指骨骨髓炎。

2.B 脓性指头炎是手指末节掌面的皮下化脓性感染。初起指头肿胀,针刺样痛,继而肿胀加重,有跳痛,可伴畏寒发热、全身不适。白细胞计数增高。

3.C 感染已化脓时,除应用抗生素外,还应局部切开引流。

第五章　泌尿生殖系统疾病病人的护理试题

A1 型题

1.肾盂切开取石术后,肾盂造口管护理不妥的是
    A.导管低压冲洗,每次冲洗量不超过 5ml　　B.导管留置 10 天以上　　C.拔管前做肾
    盂造影　　D.拔管前 1 天应夹管观察　　E.拔管后向患侧卧位

2.输尿管结石的主要症状为
    A.无痛性全程血尿　　B.肾绞痛加镜下血尿　　C.尿痛、尿频
    D.排尿困难　　E.尿失禁

3.对泌尿系结石、肿瘤、肾囊肿、肾积水诊断最有价值且痛苦最轻的检查是
    A.B 超　　　　　　B.尿路平片　　　　　　C.静脉肾盂造影
    D.逆行肾盂造影　　E.肾血管造影

4.终末血尿提示病变部位在
    A.前尿道　　B.后尿道或膀胱基底部　　C.肾
    D.输尿管　　E.肾盂

5.病人排尿开始时有血尿,以后逐渐变清,表示病变部位在
    A.前尿道　　B.后尿道　　C.膀胱基底部
    D.输尿管　　E.肾脏

6.泌尿系损伤最常见的部位是
    A.肾脏　　B.输导管　　C.膀胱
    D.前列腺　　E.尿道

7.仅有腰部钝痛和镜下血肿的肾损伤可能是
    A.肾挫伤　　B.肾部分裂伤　　C.肾全层裂伤
    D.肾蒂损伤　　E.肾断裂

8.尿道损伤手术修复后,定期做尿道扩张术主要是为了预防
    A.尿道感染　　B.尿道狭窄　　C.尿道结石
    D.尿瘘　　E.出血

9.前列腺增生症病人典型的临床表现是
    A.无痛性间歇性血尿　　B.疼痛和血尿　　C.进行性排尿困难
    D.排尿突然中断,体位改变后又能继续排尿　　E.尿频、尿急

10.前列腺增生症病人的早期症状是
    A.低热　　B.血尿　　C.尿频
    D.少尿　　E.进行性排尿困难

11.确诊前列腺增生症的主要客观资料是
    A.膀胱镜　　B.X 线摄片　　C.直肠指诊
    D.血液检查　　E.肾功能测定

12.前列腺摘除术后,禁止灌肠或肛管排气的时限一般是

A.3天 B.1周 C.3周

D.6周 E.8周

13.急性乳腺炎的主要病因是

A.乳头内陷 B.乳汁淤积 C.乳头破损

D.首次哺乳 E.乳管畸形

14.急性乳腺炎多发生于

A.妊娠期妇女 B.产后3～4周哺乳期妇女 C.乳头凹陷的妇女

D.哺乳6个月后的妇女 E.长期哺乳的妇女

15.急性乳腺炎感染细菌大多数是

A.变形杆菌 B.白色葡萄球菌 C.金黄色葡萄球菌

D.溶血性链球菌 E.大肠杆菌

16.下列急性乳腺炎的预防措施,错误的是

A.孕妇经常擦洗乳头 B.产前矫正乳头内陷 C.每次哺乳排净乳汁

D.哺乳避免乳头破损 E.哺乳期应用抗生素

17.乳房脓肿重要的评估资料是

A.有乳汁淤积病史 B.寒战、高热 C.白细胞

D.诊断性穿刺抽出脓液 E.有波动感

A2 型题

1.男性,50岁。经常发生肾绞痛、血尿,疑为肾结石,需做静脉肾盂造影。造影前准备下列不正确的是

A.常规肠道准备 B.当天禁早餐 C.鼓励多饮水

D.检查前排尽大便 E.需做碘过敏试验

2.患儿,男,10岁。突然尿急、尿痛、排尿困难,有时候排尿突然中断,伴有终末血尿,应考虑为

A.肾结石 B.膀胱结石 C.输尿管结石

D.尿路感染 E.膀胱结核

3.男性,27岁。右腰部撞伤2小时,局部疼痛、肿胀,有淡红色血尿,诊断为右肾损伤,拟采用非手术治疗。对该病人的护理错误的是

A.绝对卧床休息 B.输液,使用止血药 C.按时使用抗生素

D.血尿消失即可下床活动 E.做好术前准备

4.王先生,74岁。有进行性排尿困难1年余,临床诊断为良性前列腺增生,因饮酒后发生尿潴留2小时来急诊。解除尿潴留的首选方法是

A.针刺、诱导排尿 B.插导尿管 C.按摩腹部

D.耻骨上膀胱造瘘 E.肌内注射氨甲酰胆碱

A3/A4 型题

(1～3题共用题干)

患者,女性,45岁。于1小时前在劳动过程中突然出现左下腹部阵发性疼痛,剧烈难忍,初步诊断为左输尿管结石。

1.确定诊断左侧输尿管结石需要哪些主要检查

A.血常规、肝功,肾功　B.尿常规、大便常规、血常规　C.胸透、心电图、B超

D.血气分析、腹透、血常规　E.尿常规、排泄性尿路造影、泌尿系B超

2.经检查左输尿管结石小于1cm,进行非手术治疗护理时,下列哪项错误

A.大量饮水,每日饮水量3 000ml以上,每日尿量尽可能维持在3 000ml　B.饮食调节　C.应用排石药物　D.遵医嘱应用抗生素　E.不能给予解痉止痛药物,以防掩盖病情

3.经查病人还有肾结石需手术治疗,手术后护理不正确的是

A.注意伤口及引流管的护理　B.肾盂造瘘者,不常规冲洗,以免引起感染。必须冲洗时,严格无菌、低压冲洗,冲洗量不超过5ml,在医师的指导下进行　C.肾盂造瘘管一般留置10天以上,拔管前先夹管1~2天,观察无明显不适,并经肾盂造影通畅方可拔管,拔管后健侧卧位,以防漏尿　D.肾实质切开取石及肾部分切除的病人,应绝对卧床2周,防止出血　E.要少饮水,以防漏尿

(4~6题共用题干)

患者男性,28岁。半小时前不慎从2米的高处,右腰部碰到一硬物上,疼痛难忍,来诊,初步诊断为右肾损伤。

4.要了解肾损伤的程度最能分辨的检查是

A.血尿　　　　B.X线腹部平片　　　C.泌尿系B超

D.心电图检查　E.CT检查

5.该病人有肉眼血尿,在护理时要求病人卧床休息的时间是

A.3天　　　B.1~2周　　　C.2~4周

D.3~5周　　E.6周

6.该病人的护理措施中叙述错误的是

A.肉眼血尿消失后即可下床活动,3个月内避免剧烈活动　B.严密监测血压、脉搏、呼吸、神志并注意病人全身症状,3个月内避免剧烈活动　C.动态观察血尿颜色的变化　D.观察疼痛的部位及程度;尿液渗入腹腔,可出现腹膜刺激症状　E.及时输液、应用止血药物,防止休克发生

(7~12题共用题干)

患者女性,24岁。因右侧乳房肿痛来诊,初步诊断为急性化脓性乳房炎。

7.在问病人病史时下列哪项与该病人无关

A.生育史　B.哺乳情况　C.妊娠期保健

D.是否有乳头内陷和乳头皲裂　E.家族史

8.该病易发生在什么时间

A.妊娠期　B.初产妇3~4周　C.婴儿3~4个月

D.哺乳次数太多时　E.断乳以后

9.支持初步诊断的辅助检查

A.血常规　B.尿常规　C.大便常规

D.心电图　E.胸部透视

10.体检时发现病人右乳房内上象限红肿热痛明显,有波动感,准备手术切开引流。在手术开始前应该进行哪项很重要的操作检查

A. CT 检查　　B. 输液联合使用大量的抗生素　　C. 诊断性穿刺

D. 术前用药　　E. 禁食禁饮

11. 手术后护理的重点

A. 伤口引流的护理　　B. 婴儿母乳喂养的护理　　C. 病人生活的护理

D. 使用药物的护理　　E. 知识缺乏的护理

12. 预防该疾病的方法不包括下列哪项

A. 避免乳汁淤积　　B. 定时授乳,每次授空,左右交替　　C. 防止乳头皲裂

D. 矫正乳头内陷　　E. 经常预防性使用抗生素

答案与解析

A1 型题

1. E　拔管后向健侧卧位,减少尿液的漏出。

2. B　结石下移时,引起肾绞痛同时损伤输尿管黏膜引起出血。

3. A

4. B　后尿道或膀胱基底部的出血常在排尿终末时排出。

5. A　6. E　7. A　8. B　9. C　10. C　11. C　12. B　13. B

14. B　急性乳腺炎多发生于产后哺乳期的妇女,往往发生在产后 3～4 周,初产妇更为多见。

15. C　16. E　17. D

A2 型题

1. C　造影前 12 小时内禁止饮水,造影前需排尿、排便,使肠道、膀胱空虚。

2. B

3. D　即使血尿消失,仍需继续卧床休息至预定时间;过早过多离床活动,有可能再度发生出血。

4. B

A3/A4 型题

1. E　2. E

3. E　术后要适当多饮水,促使残余结石排出。

4. E　5. C　6. A

7. E　乳房炎目前认为没有遗传性。

8. B

9. A　急性化脓性感染病人血常规可以检查到 WBC 的计数明显高于正常,中性粒细胞也明显增多,对诊断有帮助。

10. C　脓肿切开引流前做诊断性穿刺能抽出脓液对确诊具有重要的意义,同时能帮助估计脓肿距表皮的深度,切口应选在最表浅的部位,能减轻手术的损伤,利于引流,做诊断性穿刺是必须的,也是很重要的。

11. A　备选答案都是术后护理的内容,保持伤口引流的通畅,加强换药,促进伤口的愈合是护理的重点。

12. E

第六章　损伤、中毒病人的护理试题

A1 型题

1. 属于闭合性损伤的是
   A. 裂伤　　B. 爆震伤　　C. 火器伤
   D. 剥脱伤　E. 擦伤

2. 属于开放性损伤的是
   A. 扭伤　　B. 剥脱伤　　C. 爆震伤
   D. 挤压伤　E. 挫伤

3. 错误的清创方法是
   A. 彻底除去伤口内异物　　B. 切除失去活力组织　　C. 尽量消灭伤口死腔
   D. 尽量切除受伤的肌肉、神经　E. 清洁伤口周围皮肤

4. 按急救顺序对机械性损伤病人最先采取的措施是
   A. 重点检查　　B. 抢救生命　C. 包扎伤口
   D. 输血、止血　　E. 固定和搬运

5. 应首先安排换药的伤口是
   A. 破伤风伤口　　B. 甲状腺手术后拆线　　C. 脓肿切开引流的伤口
   D. 胃手术后拔腹腔引流管　E. 压疮创面

6. 头面部烧伤急救时应特别注意
   A. 保持呼吸道通畅　B. 包敷创面,避免污染　C. 预防休克
   D. 及时清创　　　　E. 早用 TAT,预防破伤风

7. 烧伤创面包扎疗法,应立即改为暴露疗法的情况是
   A. 敷料湿透　　　B. 病人发热　　　C. 创面疼痛
   D. 敷料渗液呈绿色　E. 血检白细胞增高

8. 大面积烧伤病人补液,应在第一个 8 小时内快速输入总量的一半,是因为
   A. 疼痛剧烈　　　B. 毛细血管扩张　　　C. 尿量过多
   D. 促进毒素排出　E. 创面渗出最快

9. 按新九分法计算成人一侧上臂皮肤烧伤的面积是
   A. 3%　　B. 5%　　C. 4%
   D. 4.5%　E. 3.5%

10. 烧伤休克病人,观察液量是否补足,简易而重要的指标是
    A. 血压　　　B. 心率　　C. 尿量
    D. 末梢循环　E. 精神状态

11. 浅Ⅱ度烧伤的特点,不包括
    A. 深达真皮表层　B. 剧痛　C. 愈合遗留瘢痕
    D. 薄壁大水疱　　E. 基底潮湿,均匀发红

12. 在对休克病人的护理中,下列哪项护理不妥

A. 平卧位　　　　　B. 常规吸氧　　　　　C. 保暖,给热水袋

D. 观察每小时尿量　E. 每 15 分钟测血压、脉搏 1 次

13. 休克的主要致死原因是

A. 心功能衰竭　B. 肺间质水肿　C. DIC

D. 肾小管坏死　E. MSOF

14. 反映休克病人组织灌流量最简单、有效的指标是

A. 血压　B. 脉搏　C. 神志

D. 尿量　E. 肢端温度

15. 休克的实质是

A. 血压下降　　　　B. 中心静脉压下降　　　　C. 脉压下降

D. 心脏指数下降　E. 微循环灌流不足

16. 中心静脉压(CVP)是指

A. 主动脉内的压力　B. 肺动脉内的压力　C. 左心房内的压力

D. 右心房及上、下腔静脉的压力　E. 左心室的压力

17. 休克病人使用血管扩张药,必须具备的条件是

A. 纠正酸中毒　　　　B. 心功能正常　　　　C. 补足血容量

D. 先用血管收缩药　E. 与皮质激素通用

18. 休克扩容治疗时,反映器官灌流情况的简单、有效的指标是

A. 血压、脉搏　　　　B. 尿量　　　　C. 中心静脉压

D. 肺动脉楔压　E. 呼吸、脉搏

19. 中心静脉正常值是

A. 3～6cmH$_2$O　　　　B. 5～10cmH$_2$O　　　　C. 6～12cmH$_2$O

D. 15～20cmH$_2$O　E. 30～45cmH$_2$O

20. 对休克患者补液时,首先选用

A. 5％SB　　　　B. 平衡盐溶液　　　　C. 10％葡萄糖液

D. 5％葡萄糖液　E. 血浆

21. 毒蛇咬伤时常用胰蛋白酶在伤口四周做局部浸润或在伤口上方环状封闭,其作用是

A. 抑制蛇毒扩散　B. 控制感染　C. 中和蛇毒

D. 阻止蛇毒吸收　E. 分解蛇毒

22. 腹腔空腔脏器穿孔或破裂确诊最重要的客观资料

A. 突然发病　B. 有腹膜刺激征　C. 移动性浊音阳性

D. 腹痛　　　　E. X 线检查提示膈下有游离气体

23. 实质性脏器损伤的临床表现是

A. 以内出血为主　　　　B. 以腹膜炎为主　　　　C. 以脏器功能衰竭为主

D. 以中毒症状为主　E. 以辅助检查为主

24. 空腔脏器破裂临床表现是

A. 以内出血为主　　　　B. 以腹膜炎为主　　　　C. 以空腔脏器功能障碍为主

D. 中毒症状为主　E. 腹部透视为主

25. 实质性脏器损伤腹腔穿刺抽出

A. 脓液　　B. 消化液　　C. 血液

D. 水　　　E. 不易凝固的血液

26. 腹部闭合性损伤早期诊断有困难时宜施行

A. 腹腔穿刺　　B. 置胃管胃肠减压　　C. 肌注吗啡止痛

D. 静卧观察　　E. 禁食、静脉输液

27. 腹部外伤合并出血性休克,正确的处理原则是

A. 快速补充液体　　B. 给予大量镇静药物　　C. 积极治疗休克的同时进行手术探查止血　　D. 输血以补足容量　　E. 休克纠正以后再手术

28. 破伤风病人护理一般要求正确的是

A. 严格隔离　　B. 病室阳光充足　　C. 伤口敷料用后高压灭菌　　D. 各种护理不要集中处理,以免加重刺激　　E. 治疗护理操作应在使用镇静剂前 30 分钟内进行

29. 预防破伤风的发生冲洗创口时的溶液为

A. 3％碘酊　　　　　B. 3％过氧化氢　　　　　C. 5％盐水

D. 10％硝酸银溶液　　E. 生理盐水

30. 应用破伤风抗毒素的目的是

A. 杀死破伤风梭菌　　　　　B. 中和血液中游离毒素　　　　　C. 抑制破伤风梭菌生长

D. 中和与神经结合的毒素　　E. 清除毒素来源

31. 破伤风最早发生强直性收缩的肌群是

A. 面肌　　　B. 咀嚼肌　　　C. 颈背肌

D. 四肢肌群　　E. 腹肌

32. 单根肋骨骨折的典型体征是

A. 反常呼吸　　B. 瘀血　　C. 骨擦音

D. 皮下气肿　　E. 发热

33. 肋骨骨折多发生于

A. 1～3 肋　　B. 4～7 肋　　C. 1～7 肋

D. 8～10 肋　　E. 11、12 肋

34. 多根多处肋骨骨折现场急救重点是

A. 止痛　　　　　B. 控制反常呼吸　　　　　C. 预防感染

D. 穿刺排气减压　　E. 止血

35. 反常呼吸指的是软化的胸壁

A. 在吸气时向外扩张　　B. 在呼气时向里内陷　　C. 呼吸时向外扩张

D. 呼吸时向内陷　　　　E. 吸气时内陷,呼气时扩张

36. 尽早控制反常呼吸的急救处理方法是

A. 人工呼吸　　B. 急送大医院　　C. 穿刺排气

D. 用棉垫绷带包扎固定　　E. 手术治疗

37. 石膏固定病人的护理,错误的是

A. 用软枕垫高患肢　　B. 患肢疼痛时在石膏型内填软垫　　C. 指导病人进行肌肉收缩活动　　D. 观察肢体远端血循环　　E. 石膏未干时勿用手掌扶托

38. 有关皮肤牵引,错误的是

A.牵引重量一般不超过 10kg　B.牵引时间一般为 2～4 周　C.适用于小孩或老年病人　D.损伤较小　E.注意观察皮肤变化

39.骨牵引护理错误的是

A.每天用 75％乙醇滴针孔 1～2 次　B.避免牵引左右移动　C.定时测量肢体长度

D.除去针孔处的血痂　E.取适当牵引重量

40.骨折与脱位都会出现的体征是

A.畸形　　B.弹性固定　　C.反常活动

D.骨擦音　E.关节部位空虚

41.闭合性骨折转运前最重要的处理是

A.使用止痛药　B.抬高患肢　C.手法复位

D.伤肢固定　　E.保持肢体功能位

42.骨折牵引术的作用不包括

A.骨折复位作用　B.骨折固定作用　C.防止骨质脱钙

D.矫正畸形　　　E.解除肌肉痉挛

43.骨折病人关节僵硬的主要原因是

A.关节面骨折　　　B.合并神经损伤　　　C.合并血管损伤

D.软组织嵌入骨折处　E.缺少功能锻炼

44.骨折现场急救,错误的是

A.重点检查有无内脏损伤　B.开放性骨折应现场复位　C.清洁布类包扎伤口

D.就地取材固定伤肢　　　E.平托法搬运脊柱骨折病人

45.下列哪项不是骨折的早期并发症

A.休克　B.内脏损伤　C.血管、神经损伤

D.感染　E.创伤性关节炎

46.血肿机化期的完成时间

A.1～2 周　　　B.2～3 周　　C.3 个月

D.6～8 周开始　E.1 年

47.影响骨折愈合的主观因素是

A.老年体弱　B.局部血运不良　C.软组织损伤严重

D.伤口感染　E.牵引不当或过度

48.骨折病人急救时为了防止再损伤必须

A.抢救生命　B.局部处理　C.临时固定

D.迅速转送　E.输液镇痛

49.功能复位是指

A.对位欠佳,对线良好　B.对位好,对线好　C.对线欠佳,对位欠佳

D.对线欠佳,对位良好　E.以上都不对

50.石膏绷带固定的优点是

A.范围大　B.痛苦轻　C.固定可靠

D.不易引起骨筋膜室综合征　E.固定时间短

51.骨折早期功能锻炼的形式是

A. 进行固定范围内的肌肉等长舒缩活动　B. 做固定范围内的关节的主动活动

C. 以被动活动为主　D. 加强患肢关节的主动活动　E. 进行负重锻炼

52. 关于包扎石膏绷带操作叙述错误的是

A. 将肢体或关节置于功能位,中途不可改变　B. 每绕一层石膏绷带,必须压住上圈的下 1/3　C. 扶持肢体者要用手托起,忌用手抓提及顶压,防止造成局部压疮　D. 四肢包扎时,不要暴露手指和足趾,以防冻伤、压伤　E. 石膏上注明包扎日期

53. 容易引起颅内感染的骨折是

A. 颅盖骨折　　B. 颅底骨折　　C. 单纯线形骨折

D. 凹陷性骨折　　E. 颅顶骨折

A2 型题

1. 男性,25 岁。双手被开水烫伤,疼痛剧烈,局部有水疱,其烧伤面积及深度为

A. 5%,Ⅰ度　　B. 7%,浅Ⅱ度　　C. 10%,深Ⅱ度

D. 5%,浅Ⅱ度　　E. 3%,Ⅰ度

2. 女性,30 岁。体重50kg,烧伤Ⅱ度面积为 80%,烧伤部位剧痛,有水疱,部分基底苍白,第二个 24 小时应补液体总量为

A. 3 000ml　　B. 5 000ml　　C. 6 000ml

D. 8 000ml　　E. 9 000ml

3. 胡先生,30 岁。大面积烧伤 6 小时,转送途中输液 1 000ml。入院后监 CVP4cmH$_2$O (0.39kPa),血压 80/60mmHg(10.67/8kPa),尿量 20ml/h,四肢阙冷。正确的处理是

A. 减慢输液速度　　B. 加快输液速度　　C. 减慢输液,加利尿剂

D. 维持原输液速度　　E. 减慢输液速度加升压药

4. 病人严重创伤,血压降低,脉搏细速,面色苍白,诊断为休克。治疗时重点应注意

A. 急性肾衰竭的发生　　B. 及时扩充血容量　　C. 及时使用甘露醇

D. 避免使用血管收缩药　　E. 药物对各脏器的毒性

5. 患者,男性,外伤后出血、烦躁、肢端湿冷,脉搏 105 次/分,脉压低。应考虑为

A. 无休克　　B. 休克早期　　C. 休克中期

D. 休克晚期　　E. DIC 形成

6. 患者,男性,23 岁。野外露营时不慎被毒蛇咬伤.现场急救不正确的是

A. 切勿奔跑　　B. 用口吮吸伤口　　C. 安静休息

D. 用止血带或就地取材加以缚扎　　E. 抬高伤肢

7. 患者,女性,43 岁。右小腿不慎被毒蛇咬伤。现场急救时,伤肢用冷水浸泡,采用的水温应是

A. <1℃　　B. 0~3℃　　C. 4~7℃

D. 0~4℃　　E. 1~4℃

8. 男性,25 岁。因车祸造成多发性损伤,急救时发现有窒息,腹腔内脏脱出,股骨开放性骨折,病人血压低,脉细速。首先要处理的情况是

A. 窒息　　B. 腹部外伤　　C. 股骨开放性骨折

D. 休克　　E. 脉搏微弱

9. 男性,30 岁。足底刺伤后发生破伤风,频繁抽搐。控制痉挛的最主要护理措施是

A. 住单人隔离病室　B. 限制亲属探视　C. 避免声、光刺激

D. 按时用镇静剂,集中护理操作　E. 静脉滴注破伤风抗毒素

10.病人,男,石膏固定术后诉石膏型内肢体疼痛,错误的处理是

A. 向疼痛处填塞棉花　B. 抬高肢体　C. 调整肢体体位

D. 疼痛处石膏型开窗　E. 可更换石膏

11.女性,30岁。汽车撞伤左侧大腿,致股骨闭合性骨折,行骨牵引复位固定。牵引术后,下列哪项护理能防止牵引过度

A. 将床尾抬高15～30cm　B. 每天用75%乙醇滴牵引针头　C. 定时测量肢体长度

D. 保持有效的牵引作用　E. 鼓励功能锻炼

12.男性病人,股骨干骨折行持续骨牵引,错误的是

A. 抬高床头15～30cm　B. 及时清除牵引针孔处血痂　C. 保持有效的牵引作用

D. 定时测量肢体长度　E. 指导病人功能锻炼

13.患者,女性,24岁。过马路时被机动车撞伤,导致骨盆骨折合并腹腔内脏损伤,紧急送入医院后出现休克征象。护士应首先给予

A. 吸氧以改善缺氧　B. 准备骨盆兜,行悬吊牵引　C. 迅速建立静脉通道

D. 密切观察生命体征和尿量　E. 准备骨牵引器材

14.男性,30岁。因汽车撞伤头部发生颅前窝骨折,其护理错误的是

A. 床头抬高15°～20°　B. 抗生素溶液冲洗鼻腔　C. 禁忌堵塞鼻腔

D. 禁止腰椎穿刺　E. 枕部垫无菌巾

15.病人男,40岁。自扶梯上跌下,头左侧撞于砖上,乳突部瘀血,左耳有液体流出,听力下降。应考虑

A. 颅底骨折　B. 颅前窝骨折　C. 颅中窝骨折

D. 颅后窝骨折　E. 颅盖骨折

A3/A4 型题

(1、2题共用题干)

男性,40岁。因车祸发生脾破裂、失血性休克,准备手术。

1.在等待配血期间,静脉输液宜首选

A.5%葡萄糖液　B.5%葡萄糖等渗盐水　C.平衡盐溶液

D.林格液　　　E.5%碳酸氢钠

2.在下列抗休克措施中,错误的是

A. 吸氧、输液　B. 置热水袋加温　C. 平卧位

D. 测每小时尿量　E. 测中心静脉压

(3、4题共用题干)

何先生,因车祸致创伤性休克,烦躁不安、皮肤湿冷。正在快速补液。现测得其呼吸26次/分,脉搏120次/分,血压80/50mmHg,CVP3cmH$_2$O,尿量20ml/h。

3.对循环功能的判断正确的是

A. 血容量不足　B. 血容量过多　C. 心功能不全

D. 肾功能不全　E. 脑供血不足

4.病人输液中不补钾的原因是

A. 体温 38℃　　　　B. 脉搏 120 次/分　　　C. 呼吸 26 次/分

D. 血压 80/50mmHg　E. 尿量 20ml/h

(5～7 题共用题干)

患者,女性,高三学生。在春游中不慎被毒蛇咬伤,伤口红肿、疼痛。

5. 现场的同学为患者进行处理,其错误的方法是

A. 用裤带在伤口近心端缚扎阻断血行　B. 用白酒消毒水果刀挑开创口　C. 向肢体
远端方向挤压伤口　D. 伤肢制动后放低　E. 扶患者快速走回家

6. 患者家中各有几种外用药,冲洗伤口最佳的药物是

A. 3%过氧化氢溶液　B. 等渗盐水　C. 红汞液

D. 甲紫液　E. 碘酊

7. 关于毒蛇咬伤的局部创口反应,描述正确的是

A. 齿痕浅　B. 仅局部略痛,肿胀不明显　C. 少有淋巴结肿大

D. 皮肤出现血疱、瘀斑　E. 蔓延不明显

(8、9 题共用题干)

男性,30 岁。因车祸撞伤腹部,病人诉腹痛难忍,伴恶心、呕吐。X 线腹透见膈下游离
气体,拟诊为胃肠道外伤性穿孔。

8. 有确定性诊断意义检查的是

A. 腹膜刺激征　　　B. 肠鸣音消失　　　C. 腹腔穿刺抽出混浊液体,含食物残渣

D. 白细胞计数增高　E. 高热、脉快、口渴等

9. 处理不正确的是

A. 禁食、输液　　　B. 使用胃肠减压　　　C. 应用大剂量抗生素

D. 给予吗啡止痛　　E. 尽早施行手术

(10～13 题共用题干)

某男,35 岁。因骑车撞伤右上腹,伤后腹痛、头晕。查体:脉搏 120 次/分,血压 80/
60mmHg,右上腹无伤口及皮肤有瘀斑,腹肌稍紧张,右上腹深压痛,轻度反跳痛,有移动性
浊音,腹穿抽出大量不易凝固血液。

10. 该病人最可能的医疗诊断是

A. 肠破裂　　　B. 脾破裂　　　C. 肝破裂

D. 腹膜后血肿　E. 严重软组织挫伤

11. 最优先的护理诊断是

A. 疼痛　　　B. 焦虑　　　C. 恐惧

D. 体温升高　E. 组织灌流量改变

12. 该病人应采取的体位是

A. 平卧　　　B. 半卧位　　　C. 端坐卧位

D. 左侧卧位　E. 头高足低位

13. 应首先采取的护理措施是

A. 建立两条以上静脉通路迅速扩容　B. 抽血化验　C. 术前准备

D. 备皮备血　E. 观察病情变化

(14、15 题共用题干)

男性,46岁。因足底刺伤后出现全身肌肉强直性收缩,阵发性痉挛,诊断为破伤风。

14.易导致病人死亡的常见原因是

    A.休克   B.窒息   C.肺部感染

    D.心脏损害   E.脱水、酸中毒

15.下列哪一项护理措施,与控制痉挛无关

    A.保持病室安静   B.护理措施要集中进行   C.按时使用镇静剂

    D.鼻饲流质饮食   E.避免强光照射

(16~18题共用题干)

患者女,25岁。7天前不慎被生锈的铁钉刺伤足底部,自行包扎。1天前出现张口困难,颈项强直,伴有头痛、头晕。初步诊断为破伤风。

16.该病人足部被锈钉刺伤后,正确的处理方法是

A.清洗伤口,注射抗生素   B.彻底清伤后,注射TAT   C.用肥皂水冲洗后,包扎

D.敞开伤口,不包扎   E.碘伏消毒后包扎伤口

17.向患者介绍注射TAT的目的是

A.中和游离的毒素   B.保护医务人员   C.解除痉挛

D.预防并发症   E.镇静、止痛

18.限制家属探视的主要目的是

A.避免亲友受感染   B.保护医护人员   C.减少对病人的刺激

D.维持良好的秩序   E.预防病人继发性感染

(19、20题共用题干)

患者,男性,46岁。下腹部被车撞伤6小时,未排尿。入院后神志清楚,精神差,面色苍白,四肢冰凉,血压69/45mmHg,心率140次/分。查体:耻骨联合处压痛,挤压试验阳性,膀胱充盈。

19.护士为该患者采取的护理措施应除外

    A.严密观察生命体征   B.为快速补液,可建立股静脉深静脉置管   C.应立即导尿,观察尿量   D.立即建立静脉通路   E.观察患者意识状态

20.护士为该患者行导尿术,导尿管已经插入一定深度,但是未见尿液流出,且在导尿管尖端见血迹。考虑可能的原因是

    A.导尿管插入方法不对   B.导尿管前段没有润滑   C.尿路梗阻

    D.骨盆骨折合并尿道断裂   E.骨盆骨折合并膀胱血肿

答案与解析

A1型题

1.B   2.B   3.D

4.B 现场急救是挽救病人生命的重要保证,并与病人的预后密切相关。在紧急情况下,优先处理危急病人生命的紧急问题。

5.B 换药的顺序为:先清洁伤口,再换污染伤口,最后换感染伤口。特异性伤口应专人换药。

6.A

7.D 敷料渗液呈绿色说明绿脓杆菌感染,绿脓杆菌为厌氧菌,所以应将伤口暴露以不

利于厌氧菌存活。

8. E　9. E　10. C　11. C

12. C　给休克病人局部加温,可影响血液循环,对休克的改善不利。

13. C

14. D　肾脏组织结构比较特殊,肾小球由有毛细血管组成的,它的灌流量能反映全身的组织灌流量,尿量的多少能反映肾脏的灌流量,也能反映全身的组织灌流量,测定简单。

15. E　16. D　17. C　18. B　19. C　20. B　21. E　22. E

23. A　实质性器官损伤以内出血为主,空腔脏器损伤以腹膜炎为主。

24. B　25. E　26. A　27. C　28. A　29. B　30. B　31. B　32. C　33. B　34. B　35. E

36. D

37. B　石膏固定如遇患肢疼痛剧烈,皮肤颜色改变,手指或足趾麻木,则须行石膏开窗或更换石膏,解除压迫。在石膏型内填软垫只会加重压迫。

38. A　39. D　40. A　41. D　42. C　43. E　44. B　45. E　46. B　47. E　48. C　49. A

50. C　石膏绷带是由上过浆的纱布绷带加上熟石膏粉制成,经水浸泡后可在短时间内硬化定型,有很强的塑形能力,稳定性好。

51. A　52. D

53. B　颅底骨折易引起脑脊液外漏,伴脑脊液漏的颅底骨折属于开放伤,均需给予抗生素治疗。

A2 型题

1. D　2. B

3. B　患者情况为血容量较低,应加快输液速度。

4. B

5. B　患者血压低而脉搏快,说明机体处于代偿阶段,为休克早期。

6. E　7. C　8. A　9. D　10. A

11. C　定时测量肢体长度可防止牵引过度

12. B　骨牵引是有创的,故不可去除针孔的血痂,防止感染。

13. C　14. B

15. C　脑脊液经中耳由鼓膜裂孔流出形成脑脊液耳漏,见于颅中窝骨折。

A3/A4 型题

1. C　2. B　3. A　4. E

5. E　伤后将伤肢制动后放低抬送医院,严禁走路或跑步,以免加速毒液扩散,诱发全身中毒。

6. A

7. D　毒蛇咬伤后,局部伤处疼痛,肿胀蔓延迅速,淋巴结肿大,皮肤出现血疱、瘀斑,甚至局部组织坏死。

8. C

9. D　在诊断未明确之前,禁止使用止痛药止痛,以防掩盖病情。

10. C　11. E　12. A　13. A　14. B　15. D　16. B　17. A　18. C　19. B　20. D

第七章　肌肉骨骼系统和结缔组织疾病病人的护理试题

1. 脊髓型颈椎病患者,拟行前路手术。护士在术前协助患者进行的最重要练习是
   A. 床上大小便　B. 上下肢功能锻炼　C. 手术体位训练
   D. 推移气管　　E. 深呼吸、有效咳嗽、排痰

2. 颈椎病类型中发病率最高的是
   A. 神经根型　B. 脊髓型　C. 交感神经型
   D. 椎动脉型　E. 混合型

3. 腰椎间盘突出症局部注射药物治疗的目的,不包括
   A. 预防感染　B. 减轻水肿　C. 减轻炎症和粘连
   D. 减轻疼痛　E. 减轻肌痉挛

4. 椎动脉型颈椎病的主要症状是
   A. 头痛　B. 耳聋、耳鸣　C. 恶心、呕吐
   D. 眩晕　E. 上肢麻木

5. 为膝关节化脓性关节炎患者选择的固定位置为
   A. 外展位　B. 功能位　C. 外旋位
   D. 旋前位　E. 屈曲位

6. 慢性骨髓炎患者的主要临床表现是
   A. 起病急骤　B. 患肢活动受限　C. 白细胞升高明显
   D. 窦道反复流出臭味脓液　E. 全身感染症状

7. 急性化脓性骨髓炎患者,经抗生素治疗48~72小时无效,此时应采取的处理方法是
   A. 改用广谱抗生素　B. 加大抗生素的用药量　C. 加强营养
   D. 输血　　E. 手术钻孔或开窗引流

8. 预防截瘫患者发生压疮的方法除外
   A. 在易发部位涂压疮膏预防　B. 保持床单整洁　C. 做好大小便护理
   D. 2 小时翻身1次　　E. 骨突处局部按摩

9. 脊柱骨折的形态,多属于
   A. 裂缝骨折　B. 线形骨折　C. 压缩骨折
   D. 斜形骨折　E. 粉碎性骨折

10. 运送脊柱骨折患者应采用
    A. 抱送　　B. 单车驮送　　C. 轮椅运送
    D. 多人抬送　E. 硬板抬送

11. 患者跌倒后2小时来就诊,其脱位是
    A. 病理性脱位　B. 陈旧性脱位　C. 开放性脱位
    D. 创伤性脱位　E. 闭合性脱位

12. 关节脱位的特征性表现是

A.肿胀　　B.休克　　C.弹性固定

D.骨擦音　E.异常活动

A2 型题

1.患者,女性。44 岁。诊断为脊髓型颈椎病 1 年,近 2 个月症状进行性加重,应选择的治疗方法是

A.枕颌带牵引　B.卧床休息　C.增大活动强度

D.热敷　　　　E.手术治疗

2.患者,男性,55 岁。长期伏案工作。近期自觉颈肩疼痛及僵硬,上肢麻木、无力,感觉过敏和放电样串痛,咳嗽、打喷嚏,颈部活动时加重。查体:肌力下降,腱反射减弱,臂丛牵拉试验阳性,压头试验阳性。其颈椎病的类型是

A.脊神经根型　B.脊髓型　C.椎动脉型

D.交感神经型　E.混合型

3.患者,女性,50 岁。3 天前腰部扭伤后疼痛加剧并向左下肢放射,直腿抬高试验阳性。首选的处理方法是

A.手术　　　B.热敷　　C.加强活动强度

D.卧硬板床　E.使用止痛药

4.患儿,男,5 岁。发热 3 周,左膝痛。查体:左膝关节浮髌试验阴性,胫骨上部肿胀,压痛明显,血白细胞 $23×10^9/L$,中性粒细胞比例占 0.9,胫骨上干骺端穿刺有脓液。正确的处理是

A.物理降温　B.开窗减压术　C.病灶冲洗,搔刮脓腔

D.截肢　　　E.输入白蛋白,提高免疫力

5.患者,女性,24 岁。高热、寒战,右股骨下端疼痛,干骺端深压痛,最有可能的疾病是

A.急性血源性骨髓炎　B.皮下脓肿　C.骨脓肿

D.风湿性关节炎　　　E.急性化脓性关节炎

6.患者,女性,30 岁。从高处跌下头部着地,颈 4 脊髓平面以下感觉、运动完全丧失,尿潴留,体温 37.9℃。为了防止致死性并发症,最重要的措施是

A.勤翻身,按摩骶部　B.做好心理护理　C.加强营养

D.物理降温　　　　　E.气管切开

7.患者,女性,20 岁。从高处坠落,臀部着地致胸 12、腰 2 椎体压缩性骨折。导致骨折的原因是

A.病理性骨折　B.间接暴力　C.骨质疏松

D.骨骼劳损　　E.骨骼疾病

8.患者,男性,30 岁。外伤致颈椎骨折,合并脊髓损伤,四肢呈弛缓性瘫痪,持续高热 41℃数天。护士应为其采用的降温措施是

A.物理降温同时调整室温　B.冰盐水灌肠　C.温水擦浴

D.及时应用有效抗生素　　E.冬眠疗法

9.患儿,女性,15 岁。2 年来在一般活动中反复发生右肩关节前脱位 6 次。其主要原因是

A.免疫力低下　B.骨质疏松　C.初次脱位未行有效固定

D.骨折破坏　　E.右侧习惯性脱位

A3/A4 型题

(1、2 题共用题干)

患儿,8 岁。高热、寒战 2 天入院。查体:体温 38.9℃;诉左大腿疼痛难忍,拒绝做任何活动和检查。查血白细胞 $21×10^9/L$。怀疑为急性化脓性骨髓炎。

1.若已确定诊断,最关键的治疗方法是

　　A.镇静镇痛　　B.物理降温　　C.抬高患肢

　　D.输液,注意水、电解质平衡　　E.大量广谱抗生素＋钻孔引流

2.最有价值的辅助检查是

　　A.X 线检查　　B.核素骨扫描　　C.血沉

　　D.局部穿刺　　E.血生化

(3、4 共用题干)

患者,女性,50 岁。体重 67kg,车祸导致颈 4 椎体骨折,现四肢瘫痪,呼吸困难。

3.最适于该患者的搬运方法是

　　A.单人背起患者搬运　　B.单人抱起患者转运至轮椅　　C.二人搬运,其中一人抬上身,一人抬脚　　D.三人搬运,平托患者,同步行动　　E.四人搬运,其中三人将患者平托到木板上,一人固定头颈部

4.该患者发生呼吸困难最可能的原因是

　　A.肺部受伤　　B.肺水肿　　C.呼吸肌麻痹

　　D.呼吸道不通畅　　E.血块压迫气道

(5~7 题共用题干)

患者,男性,60 岁。不慎跌倒,右肩部着地,感局部疼痛,不能活动,即送骨科急诊。查体示右肩呈方肩畸形,右手不能搭于对侧肩部。

5.考虑为

　　A.肩关节脱位　　B.肘关节脱位　　C.肱骨髁上骨折

　　D.肩峰骨折　　E.桡神经损伤

6.常规检查应是

　　A.病理检查　　B.肝肾功能、血常规检查　　C.尿常规检查

　　D.整复前摄片　　E.整复前血常规检查

7.患者复位后采取的治疗是

　　A.三角巾固定 4 周　　B.贴胸石膏固定 2 周　　C.手法复位后三角巾固定 3 周

　　D.皮肤牵引 1 周　　E.可在臂丛麻醉下施行手法复位,贴胸石膏固定 3 周

答案与解析

A1 型题

1.D　2.A　3.A　4.D　5.B　6.D　7.E　8.A　9.C　10.E　11.D

12.C　被动活动伤肢时,有一定的抗力和弹性阻力的感觉,称为弹性固定,为关节脱位的特征性表现。

A2 型题

1.E　2.A　3.D　4.B　5.A　6.E　7.B　8.A

9. C 习惯性肩关节前脱位多见于青壮年,一般认为是首次肩关节前脱位整复后,未得到适当的有效固定及休息,撕裂的关节囊未得到良好的修复愈合,导致一般动作也可造成肩关节前脱位。

A3/A4 型题

1. E 2. D

3. E 正确的方法是四人搬运,三人平托病人,同步行动,将病人放在木板上,严禁弯腰、扭腰。如有颈椎骨折、脱位,需要另加一人牵引固定头部,并与身体保持一致。

4. C 患者因为颈椎受伤,导致支配呼吸的神经受损,因而呼吸麻痹,最终发生呼吸困难。

5. A 6. D 7. C

第八章　肿瘤病人的护理试题

A1 型题

1. 关于恶性肿瘤的叙述,正确的是
    A. 肿块的质地都是硬的　B. 生长一般缓慢　C. 肿块外有完整的包膜
    D. 肿块活动度良好　　　　E. 浸润性生长是其特点

2. 恶性肿瘤局部的一般表现是
    A. 表面光滑　B. 界限清楚　C. 有完整包膜
    D. 晚期剧痛　E. 质地软

3. 肿瘤定性诊断的检查是
    A. 血常规　　B. B 超　　C. 血生化
    D. X 线造影　E. 病理检查

4. 恶性肿瘤患者化疗期间,白细胞降至 $3 \times 10^9/L$,正确的处理是
    A. 加强营养　B. 加大用药量　C. 输注白蛋白
    D. 服抗生素　E. 暂停用药

5. 恶性肿瘤 TNM 分期法中,N 表示
    A. 多发肿瘤　B. 淋巴结　C. 肿瘤大小
    D. 质地　　　E. 远处转移

6. 对于化疗患者的护理,正确的是
    A. 化疗前测 1 次体重即可　B. 化疗前测体重,以后每半月 1 次　C. 化疗前测体重,以后每 2 个月测 1 次　D. 化疗药应提前 1 天配制　E. 化疗药配制后可在常温下放置 2 小时

7. 关于食管癌的早期表现,正确的描述是
    A. 吞咽哽噎感　B. 呼吸困难　C. 失音
    D. 持续性腹痛　E. 腹胀

8. 不会引起吞咽困难的疾病是
    A. 食管癌　　　B. 食管狭窄　　C. 喉头水肿
    D. 咽喉部肿瘤　E. 反流性食管炎

9. 胃癌的常发部位是
    A. 胃体　　B. 幽门部　C. 胃窦部
    D. 胃底部　E. 胃后壁

10. 胃癌的主要并发症应除外哪一项
    A. 大出血　B. 感染　　C. 幽门梗阻
    D. 贲门梗阻　E. 胃穿孔

11. 提高胃癌治愈率的关键是
    A. 早期诊断　B. 心情愉快　C. 积极化疗
    D. 免疫治疗　E. 生物治疗

12.下列因素中,可能成为原发性肝癌促进因素的是

　　A.油腻饮食　　B.乙型肝炎病毒　　C.亚硝胺类化学物质

　　D.酒精肝　　　　E.吸烟

13.对原发性肝癌确诊率高而又简便的检查是

　　A.甲胎蛋白测定　　B.乙肝五项　　C.CT检查

　　D.肝功能　　　　　　E.磁共振

14.胰头癌最主要的临床表现是

　　A.恶心、呕吐　　B.进行性黄疸　　C.腹胀

　　D.低血糖　　　　E.乏力,消瘦

15.胰腺癌临床最常见的部位是

　　A.胰头　　　B.胰体　　　C.胰尾

　　D.胰腺囊　　E.壶腹部

16.直肠癌最早期的临床表现是

　　A.腹痛　　B.腹泻　　C.里急后重

　　D.排便习惯改变　　E.肠梗阻症状

17.结肠癌发生血行转移的常见部位是

　　A.骨　　B.胰　　C.肝

　　D.肾　　E.脊椎

18.结肠造口患者出院后可以进食的蔬菜是

　　A.芹菜　　B.菜花　　C.木耳

　　D.辣椒　　E.松菇

19.关于人工肛门的护理,不正确的是

　　A.以氧化锌软膏保护皮肤　　B.避免进食胀气性、刺激气味食物　　C.肛袋充满1/3排泄物时,应予以更换　　D.肛袋用后清洗、浸泡消毒　　E.肛袋应长期坚持使用

20.直肠癌根治术后的患者在人工肛门开放初期宜采取的体位是

　　A.左侧卧位　　　B.右侧卧位　　　C.头低足高位

　　D.1/4侧卧位　　E.半坐卧位

21.患者,男性,62岁。全程肉眼血尿2天,无疼痛感,间歇发生。首先考虑

　　A.肾癌　　　　　　　　B.膀胱炎　　　　　　C.肾积水

　　D.前列腺良性增生　　E.肾盂肾炎

22.患者,男性,60岁。无明显诱因下反复出现无痛性肉眼血尿3个月余,抗生素治疗无效。可能的疾病是

　　A.膀胱炎症　　B.泌尿系结石　　C.泌尿系肿瘤

　　D.肾结核　　　E.前列腺癌

23.膀胱癌患者行回肠膀胱术,术后拔除输尿管、引流管和回肠膀胱引流管,改为佩戴皮肤造口袋的时间是

　　A.术后3～5天　　B.术后5～6天　　C.术后10～12天

　　D.术后11～13天　　E.术后15～21天

24.膀胱癌患者血尿多表现为

A. 无痛性全程肉眼血尿　　B. 初始血尿,无痛　　C. 终末血尿,无痛

D. 镜下血尿　　　　　　　E. 血红蛋白尿

25. 符合乳腺囊性增生症特点的是

A. 乳房红、肿、热、痛　　B. 乳房周期性胀痛　　C. 乳房片状肿块

D. 乳房无痛性肿块　　E. 乳房持续性疼痛

26. 乳腺癌淋巴转移的主要途径是

A. 同侧腋窝淋巴结　　B. 同侧胸骨旁淋巴结　　C. 颈部淋巴结

D. 锁骨下淋巴结　　E. 纵隔淋巴结

27. 乳腺癌最常见的发生部位是

A. 乳头及乳晕区　　B. 乳房外上象限　　C. 乳房外下象限

D. 乳房内上象限　　E. 乳房内下象限

28. 临床上最常见的肺癌病理类型是

A. 鳞癌　　B. 小细胞未分化癌　　C. 细支气管肺泡癌

D. 腺癌　　E. 大细胞癌

29. 对行纤维支气管镜检查的患者,护士采取的护理措施应除外

A. 术前 4 小时禁食、禁饮　　B. 检查 2 小时后,进温凉流质或半流质饮食　　C. 病人常取仰卧位　　D. 检查时观察面色、呼吸、脉搏　　E. 检查后立即用朵贝尔液漱口

A2 型题

1. 患者,男性,60 岁。因患鼻咽癌行多次放疗,护士进行皮肤护理正确的是

A. 肥皂水清洗　　B. 保持皮肤干燥、清洁　　C. 热敷理疗

D. 穿质硬的衣服　　E. 涂碘酒

2. 一肿瘤化疗患者,出现恶心、呕吐并伴有腹痛、腹泻,患者因此拒绝继续化疗。责任护士采取了诸多措施,但不包括

A. 立即停药　　B. 告知患者坚持化疗的重要性　　C. 加强营养支持

D. 改成晚间给药,降低反应　　E. 观察腹痛、腹泻情况,对症处理

3. 患者,女性,47 岁。食管癌。拟行根治手术治疗。护士为患者行术前准备,不包括

A. 心理护理　　B. 肠道准备　　C. 放置胃管

D. 练习深呼吸、有效咳嗽　　E. 术前 3 天每晚洗胃

4. 患者,男性,44 岁。行食管癌根治术后 20 天,无特殊不适。其饮食安排最好是

A. 可进坚硬食物　　B. 可进高脂肪饮食　　C. 可进半流质饮食

D. 可食烂饭或面条　　E. 可进普食

5. 患者,男性,65 岁。消瘦 6 个月。查体:左锁骨上窝淋巴结增大,质地坚硬,无压痛,活动度小。可能的疾病是

A. 胸膜炎　　B. 肺结核　　C. 胃癌

D. 肺癌　　E. 霍奇金病

6. 患者,女性,46 岁。餐后上腹痛 8 年,服药有效。近 4 个月来,腹痛变为无规律,食欲减退。查体:轻度贫血貌,上腹压痛,未触及包块,多次粪便隐血(＋)。最可能是

A. 胃溃疡癌变　　　　B. 胃溃疡活动期　　　　C. 十二指肠溃疡癌变

D. 十二指肠溃疡并出血　　E. 胃溃疡并幽门梗阻

7.患者,女性,53岁。确诊原发性肝癌1年,昨日入院行常规肝动脉栓塞化疗。患者神志清楚,消瘦,食欲缺乏,血白细胞计数$3×10^9$/L。对患者的健康指导,最重要的一项是

　　A.进食流质,少量多餐,避免过饱　　B.饮食应营养丰富、易消化　　C.限制蛋白质的摄入　　D.鼓励其深呼吸、排痰　　E.卧床休息,减少活动

8.患者,女性,58岁。肝炎30年。近1个月来肝区疼痛,食欲减退,进行性消瘦,肝呈进行性增大、质硬,触诊有结节,面部有蜘蛛痣,腹膨隆。应首先考虑的是

　　A.原发性肝癌　　B.胆囊炎　　C.肝硬化

　　D.胰腺炎　　E.结核性腹膜炎

9.患者,女性,27岁。胰腺癌术后第7天,出现呕血、腹痛并大汗,血压79/48mmHg。其最可能的原因是

　　A.补液不足　　　　　　B.创面广泛渗血　　C.肠穿孔

　　D.胆汁腐蚀引起出血　　E.胆瘘

10.患者,女性,45岁。患结肠癌,拟行左结肠癌根治术,术前开始服用肠道消炎药的时间是

　　A.术前6天　　B.术前3天　　C.术前7天

　　D.术前2天　　E.术前4天

11.患者,男性,60岁。近2个月来反复出现黏液血便,疑为直肠癌。对其最简便有效的检查是

　　A.腹部CT　　B.大便隐血试验　　C.纤维直肠镜

　　D.腹部B超　　E.直肠指检

12.患者,女性,67岁。患冠心病7年。可疑直肠癌,拟行直肠指捡。护士应协助患者采取的体位是

　　A.弯腰前俯卧位　　B.侧卧位　　C.膝胸卧位

　　D.蹲位　　　　　　E.截石位

13.患者,男性,60岁。全程肉眼血尿终末加重2个月,最可能的疾病是

　　A.良性前列腺增生　　B.膀胱肿瘤　　C.肾结核

　　D.泌尿系结石　　　　E.肾盂肾炎

14.患者,女性,28岁。左侧乳腺癌根治术后。患者出院时,提示患者掌握了正确的健康教育内容的描述是

　　A.“我出院后要穿几周紧身衣保持体型”　　B.“我要坚持右侧上肢的功能锻炼”

　　C.“我术后第3年可以怀孕”　　D.“手术已达到根治目的,无需定期复查”

　　E.“我术后不用再做乳房自我检查”

15.患者,女性,30岁。乳腺癌根治术后。护士在出院指导中,告知早期发现复发乳腺癌时最应强调的内容是

　　A.经常自查乳房　　　　B.5年内避免妊娠　　　　C.术后坚持放、化疗

　　D.坚持患肢功能锻炼　　E.术侧上肢不宜搬重物

16.患者,女性,48岁。右侧乳腺癌根治术后第2天,右上肢康复训练中正确的是

　　A.右手梳头　　B.右手爬墙运动　　C.右手刷牙洗脸

　　D.下床时用吊带托扶右上肢　　E.下床活动需要有人扶住患者右上肢

17. 患者,男,27 岁。右胫前有一鸡蛋大小隆起,质硬,边界欠清,局部剧痛,夜间尤甚。皮温高,X 线摄片有骨膜反应。首先应考虑为

　　A. 骨巨细胞瘤　B. 转移性骨肿瘤　C. 骨软骨瘤

　　D. 骨髓瘤　　　　E. 骨肉瘤

18. 患者,男性,58 岁。咳嗽、咳痰 3 年,咳嗽呈高调金属音,痰中带血,食欲减退,体重下降。X 线胸片示右肺局限性小斑片状阴影,密度较淡。最有诊断意义的检查是

　　A. 血培养　B. 痰结核菌检查　C. 胸部 CT

　　D. 胸部磁共振检查　E. 痰脱落细胞检查

19. 患者,男性,60 岁。常年有咳嗽,咳少量白痰。近 3 个月咳嗽加剧,偶有血痰、乏力、低热,抗感染治疗效果不显著。胸部 X 线检查未见异常。患者吸烟 20 年,每天 1 包。首先考虑可能的情况是

　　A. 慢性咽喉炎　B. 慢性支气管炎　C. 支气管哮喘

　　D. 支气管肺癌　E. 肺不张

A3/A4 型题

(1、2 题共用题干)

患者,女性,48 岁。吞咽困难 3 个月,现尚能进半流质饮食。查体:锁骨上未触及肿大淋巴结。

1. 对确诊最具价值的辅助检查是

　　A. 食管镜　B. 胸部磁共振　C. 食管 X 线钡剂透视

　　D. 血常规　E. 腹部 B 超

2. 患者行部分食管切除术术后第 8 天出现呼吸困难、胸腔积液、高热、血白细胞计数升高。护士应首先考虑出现的并发症是

　　A. 肺不张　B. 吻合口狭窄　C. 吻合口瘘

　　D. 乳糜胸　E. 主动脉破裂

(3、4 题共用题干)

患者,女性,59 岁。右季肋区疼痛 2 个月。CT 检查:肝右叶 11cm×7cm 肿块,包绕、压迫下腔静脉,肝左叶内多个小的低密度结节。经检查确诊为原发性肝癌。

3. 原发性肝癌最常见的转移方式是

　　A. 肝内血行转移　B. 肝外血行转移　C. 肝外骨转移

　　D. 种植转移　　　E. 直接蔓延

4. 肝癌伴癌综合征的表现不包括

　　A. 低血糖　B. 红细胞增多　C. 高胆固醇血症

　　D. 水肿　E. 类癌

(5、6 题共用题干)

患者,女性,58 岁。早期肝癌,拟行肝叶切除术。

5. 术前肠道准备时护士应选择的方法是

　　A. 术前 2 天酸性液灌肠　B. 术前 2 天碱性液灌肠　C. 术前 1 天酸性液灌肠

　　D. 术前 1 天碱性液灌肠　E. 不灌肠

6. 术后病情平稳,可为患者采取

A.侧卧位,避免过早活动　　B.俯卧位,尽早活动　　C.半卧位,尽早活动

D.半卧位,避免过早活动　　E.头高足低位

(7、8题共用题干)

患者,女性,55岁。疑为结肠癌,为进一步检查、治疗入院。

7.患者拟行结肠癌根治术,术前准备措施不包括

A.补充高蛋白、高热量、富维生素食物　　B.术前2～3天给予流质饮食　　C.术前2～

3天给予口服缓泻药　　D.术前2～3天口服平衡电解质液全肠道灌洗　　E.术前1天

下午口服5%～10%甘露醇

8.患者手术后的饮食治疗原则为

A.高脂、高热量、富纤维饮食　　B.低脂、高糖、低渣饮食　　C.低蛋白、高脂、富纤维饮食

D.高脂、高蛋白、高维生素饮食　　E.低蛋白、低糖、无渣饮食

(9、10题共用题干)

患者,女性,72岁。因间歇、无痛性肉眼血尿前来就诊,经进一步检查诊断为膀胱癌入

院。

9.确诊此患者膀胱癌最可靠的检查方法是

A.B超　　B.膀胱镜和活组织检查　　C.CT

D.尿脱落细胞学检查　　E.尿常规

10.此患者入院后行保留膀胱的手术治疗,术后留置导尿管,下列关于导尿管的护理措

施错误的是

A.保持尿管通畅,防止尿管受压或扭曲　　　B.定时观察并记录尿量、颜色及性质

C.尿袋每日更换1次　　D.定期膀胱灌注　　E.每日更换导尿管

(11、12题共用题干)

患者,女性,58岁。3天前发现左乳外上象限有一结节,直径2.2cm,较硬,活动,无压

痛。腋下可触及1.5cm、光滑、活动的结节。细针穿刺查到癌细胞。

11.乳腺查体的正确顺序是

A.外上、外下、内下、内上、中央各区　　B.外上、内上、外下、内下、中央各区

C.外下、内下、外上、内上、中央各区　　D.中央、内下、内上、外上、外下

E.中央、外上、外下、内下、内上

12.乳腺癌最早的临床表现是

A.乳房橘皮样变、"酒窝征"　　B.腋窝淋巴结肿大　　C.无痛单发的小肿块,质硬,表

面不光滑　　D.菜花样肿块　　E.乳头溢液

(13、14题共用题干)

患者,女性,47岁。因左乳肿块就诊:触诊左侧乳房外上象限可扪及直径约5cm的肿

块,边界不清,质地硬,活动度差,病变局部皮肤出现"橘皮样"改变。体检医师建议患者入院

进一步治疗。患者入院后初诊"乳腺癌"拟行改良根治术。

13.患者乳房皮肤出现"橘皮样"改变的原因是

A.癌细胞侵及Cooper韧带所致　　B.癌肿侵犯乳头　　C.癌细胞阻塞皮下淋巴管

D.癌肿与皮下组织粘连　　　E.癌细胞阻塞乳腺导管

14.术后第2天,护士采取的护理措施错误的是

A. 指导患侧肩关节的活动　　B. 按摩患侧上肢或进行握拳和屈、伸肘运动　　C. 观察患侧肢体皮温、脉搏，保持胸带松紧适宜　　D. 观察并记录引流液的量、颜色、性状
　　E. 禁止在患侧手臂测血压、输液

（15～17题共用题干）

患者，女性，30岁。月经不规律1年，闭经9个月，发现溢乳5个月余，头痛1个多月。CT示鞍区内有一2.1cm×1.4cm低密度区，增强扫描有轻度强化，鞍区膨隆，诊断为催乳素腺瘤。拟行鞍区肿瘤切除术。

15. 患者术后第3天出现高热、头痛，脑膜刺激征阳性。护士考虑可能的原因为
　　A. 颅内感染　　B. 中枢性高热　　C. 脑脊液丢失过多
　　D. 脑出血　　E. 脑水肿

16. 诊断颅内肿瘤，首选的检查是
　　A. PET　　B. 脑脊液检查　　C. 脑血管造影
　　D. CT　　E. ECT

17. 该患者术后可能出现的最危险的并发症是
　　A. 颅内出血　　B. 失用性肌萎缩　　C. 癫痫发作
　　D. 颅内感染　　E. 肺不张

（18～20题共用题干）

患者，男性，60岁。刺激性咳嗽5个月余。胸部X线片示右肺上叶有一不规则肿块阴影。经支气管镜检查诊断为小细胞肺癌。

18. 肺癌常见的肺外表现不包括
　　A. 男性乳腺增大　　B. 肝大　　C. 骨膜增生
　　D. Horner征　　E. 杵状指

19. 病人拟在全麻下行肺叶切除术，术前常用药中可以减少呼吸道分泌物的药物是
　　A. 苯巴比妥　　B. 吗啡　　C. 哌替啶
　　D. 阿托品　　E. 苯妥英钠

20. 手术室护士在准备手术器械时，对器械的消毒灭菌最普遍、效果最可靠的方法是
　　A. 煮沸法　　B. 紫外线照射法　　C. 消毒剂浸泡法
　　D. 消毒剂熏蒸法　　E. 高压蒸汽灭菌法

答案与解析

A1型题

1. E

2. D　由于肿瘤生长刺激、破坏或压迫所在器官，常引起剧痛。

3. E　只有病理检查才能确定肿瘤的来源、类型、恶性程度等。

4. E

5. B　T表示原发肿瘤，N表示淋巴结，M表示远处转移。

6. B　化疗前测体重，定期监测，化疗药物最好现配现用，常温下从药物配制到使用，时间不超过1小时。

7. A　食管癌的早期症状不明显，在吞咽粗硬食物时有不同程度的不适感觉，包括哽噎感等。

8. E

9. C 胃癌好发于胃窦部,约占 50%,其次为贲门部。

10. B 胃癌的主要并发症有出血、梗阻和穿孔。

11. A

12. B 原发性肝癌的病因和发病机制迄今未明。可能与病毒性肝炎、肝硬化、黄曲真菌、亚硝胺类致癌物、水土因素等密切相关。乙肝和丙肝作为肝癌的直接病因尚未得到证实,但肯定是促癌因素之一。

13. A AFP是肝癌的特异性指标,是肝癌的定性检查,有助于诊断早期肝癌,用于普查。

14. B 黄疸因胆总管受浸润或压迫引起,一般呈进行性加重。

15. A 胰腺癌按部位可分为胰头癌、胰体尾癌、胰腺囊腺癌,胰头部多见。

16. D 早期仅有少量血便或排便习惯改变。当病情发展或伴感染时,才出现显著症状。

17. C 肠道的静脉回流至肠系膜上静脉,进入门静脉系统,故结肠癌血行转移一般转移至肝。

18. B

19. E 肛袋应定期更换,保持清洁。

20. A 防止粪便污染伤口。

21. A

22. C 老年男性,无痛性血尿,抗感染治疗无效,首先怀疑泌尿系肿瘤。

23. C

24. A 血尿是泌尿系肿瘤最常见的症状,也是最早出现的症状,多为全程无痛性肉眼血尿,终末加重。

25. B 月经来潮前数天自觉两侧乳房胀痛,又能触及边界不清的多数小结节状肿物,月经期过后胀痛减轻。

26. A 乳房约75%的淋巴液沿胸大肌外侧缘引流至同侧腋窝淋巴结,故乳腺癌淋巴转移主要是转移至同侧腋窝。

27. B 乳腺癌最多见于乳房外上象限(45%~50%),其次是乳头、乳晕和内上象限。

28. A 鳞癌是最常见的类型,占原发性肺癌的 40%~50%。

29. E 为防误吸,镜检术后应禁饮食 2 小时,等麻醉作用消失后方可进食。

A2 型题

1. B

2. A 除非发生骨髓抑制等严重并发症,一般不可停药,以免影响治疗效果。

3. E 食管癌术前 3 天流质饮食,餐后漱口,冲洗食管。餐后、睡前口服新霉素或甲硝唑消炎。食管梗阻的患者,术前 3 天每晚用抗生素生理盐水冲洗食管,以减轻水肿,预防术后吻合口瘘的发生。手术日晨旋转胃管,梗阻部位不可强行插入。

4. E

5. C 左锁骨上窝淋巴结无痛性增大一般为胃癌转移的表现。

6. A

7. D 鼓励患者深呼吸,必要时吸氧,利于肝细胞代谢,防止肺部感染。术后禁食2～3天,逐渐过渡到流质饮食,注意少量多餐,以减轻恶心、呕吐。

8. A 根据患者肝大、质硬,肝区疼痛及进行性消瘦等表现,考虑肝癌可能性大。

9. D

10. B 术前3天开始服用肠道消炎药,以清除肠道细菌,减少术后感染。

11. E

12. B 侧卧位适用体弱患者的肛门检查。

13. B 全程血尿提示病变在膀胱或其以上部位,终末加重提示病变在膀胱颈部、三角区或后尿道。

14. B 早期功能锻炼可减少瘢痕牵拉、恢复术侧上肢功能。

15. A 术后近期避免用患侧上肢搬动、提取重物;术后5年内应避免妊娠,以免促使乳腺癌的复发;有肿瘤转移及乳腺炎者严禁佩戴乳房假体;化疗期间定期复查血常规,防止骨髓抑制;术后最重要的健康指导是自我检查,最好是月经后的7～10天。

16. D 下床活动时用吊带或健侧手托扶患肢;需他人扶持时只能扶健侧,以防腋窝皮瓣滑动而影响创面愈合。

17. E 符合骨肉瘤相关特点。

18. E 痰脱落细胞检查是肺癌患者最有诊断意义的检查手段,可以确诊。

19. D

A3/A4 型题

1. A 2. C 3. A 4. D 5. C 6. D

7. D 手术前12～14小时开始口服等渗平衡电解质液,3～4小时完成灌洗,灌洗量不少于6 000ml。年老体弱,心、肾功能障碍者不宜使用。

8. B 9. B 10. E 11. A 12. C 13. C 14. A

15. A 颅内感染时,脑膜受到炎症刺激可出现高热、头痛,脑膜刺激征阳性。

16. D CT检查是目前最常用的辅助检查手段。

17. A 术后出现颅内出血可导致患者短时间死亡,是最危险的并发症。

18. B

19. D 阿托品可以作为术前用药,抑制腺体的分泌。

20. E

第九章 内分泌、营养及代谢疾病病人的护理试题

A1 型题

1. 甲亢症患者情绪上的临床表现主要为
   A. 任性   B. 淡漠   C. 激动易怒
   D. 多疑   E. 注意力不集中

2. 关于甲状腺危象的诱因,应排除
   A. 严重精神刺激   B. 口服过量 TH 制剂   C. I^{131} 治疗反应
   D. 手术中过度挤压甲状腺   E. 多食

3. 甲状腺功能亢进病人脉压增大的原因是
   A. 应激   B. 收缩压升高   C. 舒张压降低
   D. 心率增快   E. 周围血管阻力降低

4. 甲状腺功能亢进性心脏病病人最常出现的心律失常是
   A. 期前收缩   B. 室性期前收缩   C. 室上性心动过速
   D. 心房纤颤   E. 心室纤颤

5. 甲状腺功能亢进手术的禁忌证为
   A. 高功能腺瘤   B. 早期妊娠   C. 胸骨后甲状腺肿
   D. 内科治疗无效或复发者   E. 青少年患者

6. 基础代谢率(BMR)公式正确的是
   A. BMR＝脉率＋收缩压－105   B. BMR＝脉率＋舒张压－111   C. BMR＝脉率＋
   脉压   D. BMR＝脉率＋脉压－111   E. BMR＝脉率＋收缩压－110

7. 甲状腺功能亢进病人不宜进食的食物是
   A. 高碘食物   B. 高维生素食物   C. 高钾食物
   D. 高脂食物   E. 高蛋白质食物

8. 甲状腺功能亢进症合并眼征时,采取的眼保护措施不包括
   A. 无菌盐水纱布覆盖眼睛   B. 风沙天气尽量不外出   C. 限制钠盐摄入
   D. 外出佩戴有色眼镜   E. 给予高热量、高盐饮食

9. 下列对于皮质醇增多症的特征性表现描述正确的是
   A. 多血脂面容   B. 生长发育障碍   C. 免疫力下降
   D. 向心性肥胖   E. 皮肤黏膜色素沉着

A2 型题

1. 患者,男性,24 岁。甲状腺功能亢进症,应用抗甲状腺药物治疗。近 2 天患者出现高热、咽痛等,最可能发生的情况是
   A. 肝功能下降   B. 上呼吸道感染   C. 药物过量
   D. 粒细胞缺乏   E. 药物过敏

2. 患者,男性,60 岁。患"甲状腺功能亢进症"5 年。今日体温突然达 40℃,心率 150次/分,恶心、呕吐、腹泻,大汗淋漓,昏睡。查 FT_3 及 FT_4 显著增高,诊断为甲状腺危象。产

生该现象的原因是

    A.感染使代谢增高   B.机体消耗大量甲状腺素   C.腺垂体功能亢进

    D.大量甲状腺素释放入血   E.自主神经功能紊乱

3.患者,女性,28岁。甲状腺大部切除术后3小时,突然呼吸困难,颈部肿胀,口唇发绀。当班护士的紧急处理首先应

    A.拆线,敞开伤口   B.高浓度吸氧   C.注射呼吸兴奋药

    D.环甲膜穿刺   E.人工辅助呼吸

4.患者,女性,21岁。双侧甲状腺肿大,清晨起床前测得血压140/70mmHg,脉搏为100次/分。该病人的甲状腺功能应属于

    A.先天性功能低下   B.功能正常   C.轻度甲状腺功能亢进

    D.中度甲状腺功能亢进   E.重度甲状腺功能亢进

5.某甲状腺功能亢进症患者,既往有哮喘病史,在为其制订治疗方案时,应禁用的药物是

    A.普萘洛尔   B.甲硫氧嘧啶   C.卡比马唑

    D.地西泮   E.丙硫氧嘧啶

6.患者,女性,34岁。行甲状腺大部切除术。术后患者出现误咽、呛咳,该护士怀疑术中可能损伤了患者的

    A.喉上神经内侧支   B.喉头水肿   C.喉上神经外侧支

    D.单侧喉返神经   E.声带损伤

7.患者,女性,39岁。近2年来急躁、易激动、失眠、多汗、多食但消瘦,脉率＞100次/分,甲状腺肿大,入院准备进行甲状腺大部切除术。护士为该患者行术前药物准备,该患者不能使用的药物是

    A.地西泮   B.阿托品   C.哌替啶

    D.吗啡   E.苯巴比妥钠

A3/A4 型题

(1、2题共用题干)

患者,女性,33岁。患原发性甲状腺功能亢进1年半,经内科规则治疗无效转入外科治疗,并在全麻下行甲状腺大部切除术。

1.术后第1天,患者向护士诉面部、唇部和手足部针刺样麻木感,该护士考虑可能是手术损伤了

    A.甲状旁腺   B.迷走神经   C.喉上神经外侧支

    D.单侧喉返神经   E.双侧喉返神经

2.针对上述问题,护士应告诉病人饮食中避免进食

    A.海产品   B.肉类   C.豆制品

    D.含钙食物   E.绿叶蔬菜

(3、4题共用题干)

患者,女性,34岁。近来易怒,出汗多,体重明显减轻,心率118次/分,基础代谢率为＋45％。甲状腺听诊可闻及杂音。诊断为"原发性甲状腺功能亢进"。

3.该患者原发性甲状腺功能亢进的临床特点是

A. 腺体呈弥漫性肿大,两侧对称,常伴有眼球突出,多发生于20～40岁

B. 腺体多呈弥漫性肿大,两侧对称,可不伴有眼球突出

C. 腺体肿大呈结节状,两侧不对称,无眼球突出,多发生在20～40岁

D. 腺体肿大呈结节状,两侧对称,有眼球突出,多发生在40岁以上

E. 结节周围的甲状腺呈萎缩改变,放射性碘扫描示"热结节"

4. 护士用普萘洛尔为患者行术前准备,最后一次给药时间应在术前

A. 1～2小时　　B. 2～3小时　　C. 4～5小时

D. 5～6小时　　E. 7～8小时

答案与解析

A1型题

1. C　甲亢病人的精神、神经系统表现为:神经过敏、多言好动、焦躁易怒等,腱反射亢进。高代谢综合征表现为心悸、手抖、怕热多汗、疲乏无力、低热、多食、消瘦。心血管系统常表现为心悸、胸闷、气短,心率增快、心肌收缩力增强,脉压增大。

2. E　诱因包括应激状态,如感染、手术、放射性碘治疗等;严重躯体疾病,如充血性心力衰竭、低血糖症、败血症、脑血管意外等;口服过量TH制剂;手术中过度挤压甲状腺等。

3. B　4. D　5. E

6. D　基础代谢率(BMR)测定:BMR=脉率+脉压－111。

7. A　8. E

9. D　皮质醇增多症的特征性表现有向心性肥胖,满月脸,皮肤痤疮、紫纹、多毛,高血压症候群,女性男性化及性功能障碍等。

A2型题

1. D

2. D　患者FT_3及FT_4显著增高,大量甲状腺素释放入血导致甲状腺功能亢进伴甲状腺危象。

3. A　甲状腺大部切除术后伤口内出血一般为止血不彻底引起,患者颈部迅速增大,呼吸困难甚至窒息,应立即拆除缝线,除去血肿,结扎出血血管。

4. D　正常人的基础代谢率是－10%～+10%。甲亢病人的基础代谢率超过+20%,用基础代谢率的高低来判断甲状腺功能亢进的病情轻重。一般这样划分:+20%～+30%为轻型甲状腺功能亢进;+30%～+60%为中型甲状腺功能亢进;>+60%为重型甲状腺功能亢进。

5. A　有哮喘病史应禁用普萘洛尔,以免诱发支气管哮喘。

6. A　喉上神经外侧支损伤会使环甲肌瘫痪,引起声带松弛、音调降低;内侧支损伤则使喉部黏膜感觉丧失,容易出现误咽、呛咳。

7. B　阿托品为胆碱酯酶抑制药,可引起心动过速,加重甲状腺功能亢进的症状。

A3/A4型题

1. A　术中误伤甲状旁腺,引起血钙浓度下降(降至2.0mmol/L以下,严重者降至1.0～1.5mmol/L),神经、肌肉的应激性显著提高,多数病人只有面部、唇部或手足部的针刺样麻木感或强直感,经2～3周,未受损伤的甲状旁腺增生,起到代偿作用,症状消失。

2.B　因肉类中含磷较高,影响钙的吸收。

3.A

4.A　普萘洛尔是一种肾上腺素能β受体阻滞药,能控制甲亢的症状,缩短手术前准备的时间,而且用药后不会引起腺体充血,有利于手术操作。由于普萘洛尔在体内的有效半衰期不到8小时,故最后一次服用须在术前1～2小时。

第十章 神经系统疾病病人的护理试题

A1 型题

1.颅内压增高的表现除外

A. 喷射性呕吐　　　　B. 视盘水肿　　　　　C. 黄疸

D. 双侧瞳孔不等大　E. 库欣反应

2.护士为颅内高压的患者输注 20％甘露醇 250ml,静脉滴注的时间要求是

A.5～10 分钟　　B. 15～30 分钟　　C.31～45 分钟

D.40～50 分钟　　E.61～80 分钟

3.关于腰椎穿刺术后患者的护理,错误的是

A. 术后去枕平卧 4～6 小时　B. 密切观察有无运动障碍　C. 密切观察意识、瞳孔的变化　D. 颅内压较高者宜多饮水　E. 出现脑疝症状,及时抢救

4.当患者发生脑疝时,下列对其瞳孔变化的描述,正确的是

A. 单侧瞳孔直径>6mm,固定　B. 双侧瞳孔直径>3mm　C. 双侧瞳孔直径<1mm

D. 双侧瞳孔直径突然>6mm,固定　E. 瞳孔大小多变

5.下列导致头皮损伤最严重的是

A. 头皮挫伤　B. 头皮撕脱伤　C. 头皮血肿

D. 皮下血肿　E. 帽状腱膜下血肿

6.下列瞳孔变化提示脑干损伤的是

A. 伤后一侧瞳孔立即缩小　B. 一侧瞳孔进行性散大、固定　C. 双侧瞳孔大小多变

D. 双侧瞳孔散大　　　　　　E. 双侧瞳孔不等大

7.有关脑震荡的表现,不正确的是

A. 逆行性健忘　B. 颅内压增高　C.血压下降

D. 意识障碍不超过 30 分钟　　　E. 生理反射迟钝

A2 型题

1.患者,男性,55 岁。脑出血入院 2 天。患者浅昏迷,颅内压持续增高,生命体征尚可,心、肾功能良好。脑 CT 示小脑出血约 20ml,侧脑室有扩大征象。目前采取最适治疗手段是

A. 密切观察病情变化　B. 使用降压药　C. 输血

D. 手术清除血肿　　　E. 使用止血药

2.患者,男性,50 岁。因颅内压增高行腰椎穿刺脑脊液检查。穿刺术后突然发生呼吸骤停,血压下降。该患者最可能发生了

A. 颞叶疝　B. 脑肿瘤　C. 大脑镰下疝

D. 脑干缺血　E. 枕骨大孔疝

3.患儿,1 岁。外伤致颅内出血,前囟隆起,喷射性呕吐,嗜睡,对光反射迟钝。观察中可提示脑疝发生的表现是

A. 血压下降　　　　B. 四肢肌力减退　　　　　C. 由嗜睡转为浅昏迷

D. 双侧瞳孔不等大　E. 自主活动减少或消失

4.患者,男性,76 岁。患高血压 20 余年。突然剧烈头痛伴呕吐,继而昏迷,出现脑疝症状。在通知医师的同时,首先要做好的准备是

   A.吸入经 20%～30%乙醇湿化氧气　B.静脉滴注甘露醇　C.静脉滴注 5%葡萄糖液

   D.取"V"形卧位　E.脑疝易压迫脑干导致死亡,应尽快准备辅助呼吸并密切监测呼吸

5.患者,女性,28 岁。因外伤导致头皮裂伤。处理方式为清创术,护士向患者施行清创术的时间可延长到

   A.10 小时　B.12 小时　C.18 小时

   D.24 小时　E.72 小时

6.患者,男性,30 岁。头部被钝器击伤后出现头皮血肿。在抽吸出积血后应给予

   A.加压包扎　　　　B.切开引流　　　　C.手法按摩

   D.局部超短波理疗　E.涂抹跌打药酒

7.社区护士向某工厂职工宣讲职业防护。其中讲解女性如果在工作期间长发被卷入转动的机器,头皮完全撕脱时,其处理方法应该是

   A.用消毒液清洗后,隔水放置于有冰的容器中送医院　B.用无菌敷料包裹后,放置于有冰容器中送医院　C.用无菌敷料包裹后,隔水放置于有冰的容器中送医院

   D.不做任何处理送医院　E.不需要保留和处理

8.患者,女性,25 岁。不慎滑倒,头部触地,当即昏迷约 20 分钟。醒后头痛、恶心,无其他不适,最有可能发生了

   A.脑震荡　　B.头皮血肿　　　C.脑出血

   D.脑内血肿　E.脑脓肿

9.患者,女性,18 岁。"颅脑外伤"入院。护士对处于昏迷状态的患者评估后,确认以下健康问题中应优先解决的是

   A.水、电解质紊乱　B.沟通障碍　C.清理呼吸道无效

   D.病人意识障碍　E.活动无耐力

10.患者,女性,36 岁。因颅脑外伤后出现颅内压增高症状。入院后护士给予此病人头高足低位,将床头抬高 15～30cm 的目的是

   A.有利于颅内静脉回流　B.有利于心脏血液回流　C.有利于患者进食喝水

   D.有利于缓解呼吸困难　E.防止呕吐物误入呼吸道

A3/A4 **型题**

(1～4 题共用题干)

患者,女性,25 岁。左侧头部着地摔伤,曾出现意识丧失。无头痛、呕吐。查体:血压118/72mmHg,脉搏 78 次/分,呼吸 19 次/分。神志清醒,对答切题。左耳有血性液体流出。

   1.此患者最有可能发生了

   A.脑震荡　　B.颅顶骨折　　　C.颅前窝骨折

   D.颅中窝骨折　E.颅内压降低

   2.根据目前患者的情况,最重要的治疗是

   A.遵医嘱用药　　　　　B.降低血压　　　　　C.严密观察意识情况

   D.减轻脑水肿,降低颅内压　E.预防压疮及躁动时意外损伤

   3.若患者再次出现头痛、呕吐,伴意识障碍,最可能出现了

A. 脑内出血　　　　　B. 帽状腱膜下出血　　　　C. 硬脑膜外血肿

D. 急性硬脑膜下血肿　　E. 慢性硬脑膜下血肿

4. 护士在对患者的护理中,可采取的护理措施应除外

A. 禁忌腰穿　B. 抬高头部,促进漏口封闭　C. 可用棉球阻塞耳道

D. 严禁经耳部滴药、冲洗　　E. 避免用力咳嗽、打喷嚏、擤鼻涕

答案与解析

A1 型题

1. C　黄疸属于肝胆系统病变的表现。

2. B　脱水药物输液速度的控制,对脱水效果有重要影响。

3. D　饮水会加重颅内压增高。

4. A　脑疝的瞳孔特点为一侧瞳孔进行性散大。

5. B

6. C　原发性动眼神经损伤可立即出现一侧瞳孔散大。小脑幕切迹疝伤后瞳孔正常,以后一侧瞳孔先缩小、再进行性散大,伴对光反射减弱或消失。脑干损伤时瞳孔时大时小,变化不定,对光反射消失,伴眼球分离、同向凝视等。濒死或临终前患者双侧瞳孔散大,对光反射消失,眼球固定。

7. B

A2 型题

1. D　患者颅内压继续增高,CT 示血肿较大(幕上者>30ml,幕下者>10ml),侧脑室有扩大征象,应立即手术清除血肿。

2. E　3. D

4. B　应静脉滴注甘露醇,达到利尿脱水、迅速提高血浆渗透压、回收组织水分、防治脑水肿的目的。

5. B　若伤口污染轻,位于头面部的伤口,在早期应用有效抗生素的情况下,清创缝合时间可延长至伤后 12 小时或更迟。

6. A　7. C

8. A　脑震荡主要表现为伤后立即出现短暂的意识障碍,持续一般不超过 30 分钟,可出现皮肤苍白、出汗、血压下降、心动徐缓、呼吸微弱、肌张力减低、各生理反射迟钝或消失,逆行性遗忘。常有头痛、头晕、恶心、呕吐等症状。

9. C　应优先处理危及生命的状况。

10. A　头低足高位或抬高床头都能利于颅内静脉回流,从而降低颅内压。

A3/A4 型题

1. D　2. D　3. C

4. C　阻塞耳道导致脑脊液不能流出,可逆流导致颅内感染。

附录　护士执业资格考试大纲(2014年)

一、考试方法

(一)题型与题量

护士执业资格考试试题全部采用选择题。

试题题型采用包含临床背景的题型,主要使用 A2、A3/A4 型题(题型示例见附件),逐步增加案例分析、多媒体试题,辅以少量考查概念的 A1 型题。

考试分专业实务和实践能力两个科目,每科目题量 120~160 题。

(二)评分与分数报告

采用计算机阅卷评分。对考试成绩合格考生,提供考生成绩单和护士执业资格考试成绩合格证明。

二、考核内容

(一)试卷内容结构

护士执业资格考试的试卷内容结构包括三个方面。它们分别是:

1.主要的护理任务。

2.完成任务所需要运用的护理知识。

3.各类常见疾病每道试题可以包括以上三个方面,即以常见疾病为背景,运用所学知识完成某一特定的护理任务。

例如:患者,男,78 岁。患原发性高血压 26 年,并发心力衰竭入院。医嘱口服地高辛。护士给患者应用地高辛前,首先应评估的内容是:

A.心率、心律　B.24 小时尿量　C.呼吸频率　D.血压　E.水肿程度

本题主要考查针对高血压合并心力衰竭患者(疾病背景),护士应在执行用药前运用所学的护理学知识(药理学知识)对患者进行评估(任务)。

(二)考试涉及的主要护理任务

主要护理任务是指在临床工作初期(0~3 年)的护士,在执业活动中常见的护理工作任务。考试所涉及的护理任务共有 7 类,分别是:

1.照护患者,满足患者基本需求:执行患者日常护理活动以及护理特有的操作(如日常生活照护、测量生命体征、移动患者、保持患者体位;执行护理特定操作如伤口护理、置入导尿管、进行静脉输液等)。

2.与协助治疗相关的任务:进行安全的用药、协助治疗的活动(包括:检查配伍禁忌、按正确程序给药、按照不同方法/途径给药、观察药物效果/不良反应等)。

3.沟通、协调活动:与患者进行沟通,满足患者心理需求(包括:评估患者/家庭支持系统、应对和维护等)以及在一个医疗团队中进行有效的沟通交流。

4.评估/评价活动:执行对患者的评估/评价(如评估生理状况、采集各类标本、评价实验室检查结果、观察治疗效果、进行重复评估的程序等)。

5.保证患者安全:向患者提供安全而有效的治疗和康复环境(如保护患者不受各种伤害的威胁、提供安全的护理环境、评估患者护理工具的安全有效性等)。

6.健康指导:向患者和家庭提供教育支持(评估知识水平、解释目前患者情况、提供健康知识和护理信息等)。

7.伦理/法律活动:执行与护理工作中伦理法律方面有关的活动(如保护患者隐私、按规定报告特定事件等)。

（三）考试涉及的知识模块

有关的知识模块是指护士在完成上述护理任务时,所体现的相关知识的要求,主要包括与护理工作紧密相关的医学基础知识、护理专业知识和技能以及与护理工作有关的社会医学、人文知识。考试涉及的知识包括:

1.护理工作需要的医学基础知识:现代医学的基础知识,包括:人体生命过程;解剖、生理、病理、药理、心理、免疫、医学微生物和寄生虫、营养、预防医学等知识。

2.护理专业知识和技能:护理工作中所需要的临床知识和技能,是考试的主要部分。包括:基础护理技能,疾病的临床表现、治疗原则,健康评估,护理程序及护理专业技术,健康教育以及适量的中医护理基础知识和技能。

3.护理相关的社会人文知识,包括:法律法规与护理管理、护理伦理、人际沟通知识。

（四）考试涉及的各类常见疾病

是指在临床工作初期的护士,护理的患者疾病的种类。其主要分类依据是国际疾病分类第10版(ICD—10)。这些类型的疾病在试卷中出现的频率与临床实际工作中各类疾病的发病率有关。在考查医学基础知识、护理专业知识和技能时,这些疾病将作为试题的重要信息出现。

以下所列为可能在考查中出现的疾病:

1.循环系统疾病,包括:心功能不全、心律失常、先天性心脏病、高血压病、冠状动脉粥样硬化性心脏病、心脏瓣膜病、感染性心内膜炎、心肌疾病、心包疾病、周围血管疾病、下肢静脉曲张、血栓闭塞性脉管炎、心脏骤停。

2.消化系统疾病,包括:口炎、慢性胃炎、消化性溃疡、溃疡性结肠炎、小儿腹泻、肠梗阻(含肠套叠、肠扭转、肠粘连等)、急性阑尾炎、腹外疝、痔、肛瘘、直肠肛管周围脓肿、肝硬化(含门静脉高压)、肝脓肿、肝性脑病、胆道感染、胆道蛔虫病、胆石症、急性胰腺炎、消化道出血、慢性便秘、急腹症。

3.呼吸系统疾病,包括:急性上呼吸道感染(含急性感染性喉炎)、急性支气管炎、肺炎(含成人、小儿,包括毛细支气管炎)、支气管扩张、慢性阻塞性肺疾病、支气管哮喘、慢性肺源性心脏病、血气胸(含自发性气胸)、呼吸衰竭(含急、慢性)、急性呼吸窘迫综合征。

4.传染性疾病,包括:麻疹、水痘、流行性腮腺炎、病毒性肝炎、艾滋病、流行性乙型脑炎、猩红热、细菌性痢疾、流行性脑脊髓膜炎、结核病(含肺、骨、肾、肠结核,结核性脑膜炎)。

5.皮肤和皮下组织疾病,包括:疖、痈、急性蜂窝织炎、手部急性化脓性感染、急性淋巴管炎和淋巴结炎。

6.妊娠、分娩和产褥期疾病,包括:正常分娩、正常产褥、自然流产、早产、过期妊娠、妊娠期高血压疾病、异位妊娠、胎盘早剥、前置胎盘、羊水量异常、多胎和巨大胎儿、胎儿窘迫、胎膜早破、妊娠合并疾病、产力异常、产道异常、胎位异常、产后出血、羊水栓塞、子宫破裂、产褥感染、晚期产后出血。

7.起源于围生期的疾病和状态,新生儿与新生儿疾病,包括:正常新生儿、早产儿、新生儿窒息、新生儿缺氧缺血性脑病、新生儿颅内出血、新生儿黄疸、新生儿寒冷损伤综合征、新生儿脐炎、新生儿低血糖、新生儿低钙血症。

8.泌尿生殖系统疾病,包括:肾小球肾炎(含急性、慢性)、肾病综合征、肾衰竭(含急性、慢性)、尿石症(含肾、输尿管、膀胱结石)、泌尿系损伤(含肾、膀胱、尿道损伤)、尿路感染(肾盂肾炎、膀胱炎)、良性前列腺增生、外阴炎、阴道炎、宫颈炎、盆腔炎、功能失调性子宫出血、痛经、围绝经期综合征、子宫内膜异位症、子宫脱垂、急性乳腺炎。

9.精神障碍,包括:精神分裂症、抑郁症、焦虑症、强迫症、癔症、睡眠障碍、阿尔茨海默症。

10.损伤、中毒,包括:创伤、烧伤(含化学烧伤)、中暑、淹溺、小儿气管异物、肋骨骨折、四肢骨折、骨盆骨折、颅骨骨折、破伤风、咬伤(含毒蛇、犬)、腹部损伤、食物中毒、一氧化碳中毒、有机磷中毒、镇静催眠药中毒、酒精中毒。

11.肌肉骨骼系统和结缔组织疾病,包括:腰腿痛和颈肩痛、骨和关节化脓性感染、脊柱与脊髓损伤、关节脱位、风湿热、类风湿关节炎、系统性红斑狼疮、骨质疏松症。

12.肿瘤,包括:原发性支气管肺癌、食管癌、胃癌、原发性肝癌、胰腺癌、大肠癌、肾癌、膀胱癌、乳腺癌、子宫肌瘤、宫颈癌、子宫内膜癌、卵巢癌、绒毛膜癌、葡萄胎及侵蚀性葡萄胎、白血病、骨肉瘤、颅内肿瘤。

13.血液、造血器官及免疫疾病,包括:缺铁性贫血、巨幼细胞贫血、再生障碍性贫血、血友病、特发性血小板减少性紫癜、过敏性紫癜、弥漫性血管内凝血(DIC)。

14.内分泌、营养及代谢疾病,包括:单纯性甲状腺肿、甲状腺功能亢进症、甲状腺功能减退症、库欣综合征、糖尿病(含成人、儿童)、痛风、营养不良/蛋白质热量摄入不足、维生素 D 缺乏性佝偻病、维生素 D 缺乏性手足搐搦症。

15.神经系统疾病,包括:颅内压增高、急性脑疝、头皮损伤、脑损伤、脑栓塞、脑梗塞、脑出血、蛛网膜下腔出血、短暂性脑缺血(TIA)、三叉神经痛、急性脱髓鞘性多发性神经炎、帕金森病、癫痫、化脓性脑膜炎、病毒性脑膜脑炎、小儿惊厥。

16.影响健康状态和保健机构接触因素,生命发展保健,包括:计划生育、孕期保健、生长发育、小儿保健、青春期保健、妇女保健、老年保健。

(五)其他知识模块

基础护理、人际沟通、法律法规与护理管理以及伦理的考查内容如下:

大纲一级	大纲二级
基础护理和技能	护士的素质和行为规范
	护理程序
	医院和住院环境
	医院感染的预防和控制
	入院和出院患者的护理
	卧位和安全的护理
	患者的清洁护理
	生命体征的评估
	患者饮食的护理
	冷热疗法

大纲一级	大纲二级
基础护理和技能	排泄护理
	药物疗法和过敏试验
	静脉输液和输血
	标本采集
	病情观察和危重患者的抢救
	临终患者的护理
	医疗和护理文件的书写与处理
法律法规与护理管理	与护士执业相关的法律法规：护士条例、护士注册管理办法、传染病防治法、侵权责任法、医疗事故处理条例、献血法等
	医院护理管理的组织原则
	临床护理工作组织结构
	医院常用的护理质量标准
	医院护理质量缺陷及管理
护理伦理	护士执业中的伦理和行为准则
	护士的权利和义务
	患者的权利：隐私权、知情权、公平权
人际沟通	人际沟通的基本理论与技术
	护理工作的人际关系沟通
	护理实践工作的沟通方法

三、科目划分

护士执业资格考试包括专业实务和实践能力两个科目。专业实务科目考查内容：运用与护理工作相关的知识，有效而安全地完成护理工作的能力。考试内容涉及与健康和疾病相关的医学知识，基础护理和技能，以及与护理相关的社会人文知识的临床运用能力等。实践能力科目考查内容：运用护理专业知识和技能完成护理任务的能力。考试内容涉及疾病的临床表现、治疗原则、健康评估、护理程序及护理专业技术、健康教育等知识的临床运用等。

四、题型说明及样例

护士执业资格考试全部采用选择题。所有试题均由一个题干和五个选项组成，五个选项中只有一个为正确答案，其余均为干扰答案。干扰答案可以部分正确或完全不正确，考生在回答本题型时需对选项进行比较，找出最佳的或最恰当的选项。考试采用 A1、A2、A3/A4 型试题，各类试题题型说明与样例如下：

（一）A1 型题（单句型最佳选择题）

A1 型题以简明扼要的提出问题为特点，考查考生对单个知识点的掌握情况。

A1 型试题样题：

1.腰椎穿刺后，患者应去枕平卧的时间为

　　A.1～2 小时　　B.3～4 小时　　C.4～6 小时

　　D.10～12 小时　　E.24 小时

（二）A2 型题（病历摘要型最佳选择题）

A2 型题以叙述一段简要病历为特点，考查考生的分析判断能力。

A2 型试题样题：

2.患者，男，30 岁。30 分钟前因汽车撞伤头部发生颅前窝骨折入院，采取保守治疗。对此患者的护理措施不正确的是

    A.床头抬高 15°～20°   B.抗生素溶液冲洗鼻腔   C.禁忌堵塞鼻腔

    D.禁止腰椎穿刺   E.保持外耳道、口腔、鼻腔的清洁

（三）A3 型题（病历组型最佳选择题）

A3 型题以叙述一个以患者为中心的临床情景，针对相关情景提出测试要点不同的、2～3 个相互独立的问题。

A3 型试题样题：（3～5 题共用题干）

患者，男，40 岁。饱餐后出现上腹部剧痛 3 小时，伴恶心、呕吐就诊。初步体格检查：神志清楚，腹部平，全腹明显压痛，呈板样强直，肠鸣音消失。

3.分诊护士应首先判断该患者最可能为

    A.急腹症，怀疑胰腺炎   B.癔症   C.消化道感染，怀疑伤寒

    D.中枢神经疾病，怀疑脑疝   E.外伤，怀疑盆腔骨折

4.分诊护士最恰当的处理是

    A.优先普通外科急诊   B.优先神经外科急诊   C.急诊按序就诊

    D.回家继续观察   E.进一步询问病史

5.肠鸣音消失的原因最可能是

    A.肠穿孔   B.肠血运障碍   C.机械性肠梗阻

    D.剧痛而不敢腹式呼吸   E.炎症刺激而致肠麻痹

（四）A4 型题（病历串型最佳选择题）

A4 型题以叙述一个以单一患者或家庭为中心的临床情景，拟出 4～6 个相互独立的问题，问题可随病情的发展逐步增加部分新信息，以考查临床综合能力。

A4 型试题样题：（6～9 题共用题干）

患者，男，63 岁。确诊慢性阻塞性肺病近 10 年，因呼吸困难一直需要家人护理和照顾起居。今晨起大便时突然气急显著加重，伴胸痛，送来急诊。

6.采集病史时应特别注意询问

    A.胸痛部位、性质和伴随症状   B.冠心病、心绞痛病史   C.吸烟史

    D.近期胸部 X 线检查情况   E.近期服药史如支气管舒张剂、抗生素等

7.体检重点应是

    A.肺下界位置及肺下界移动度   B.肺部啰音   C.病理性支气管呼吸音

    D.胸部叩诊音及呼吸音的双侧比较   E.颈动脉充盈

8.确诊最有价值的辅助检查是

    A.B 型超声显像   B.心电图   C.X 线透视或摄片

    D.MRI   E.核素肺扫描

9.【假设信息】经检查确诊肺气肿并发左侧自发性气胸，其治疗拟选择胸腔插管水封瓶引流。护士应向患者解释，引流的主要目的是

    A.维护已经严重受损的肺功能，防止呼吸衰竭   B.缩短住院时间   C.防止形成慢性气胸   D.防止胸腔继发感染   E.防止循环系统受扰和引起并发症